Ulrich Ravens

Heilkraft Kamille

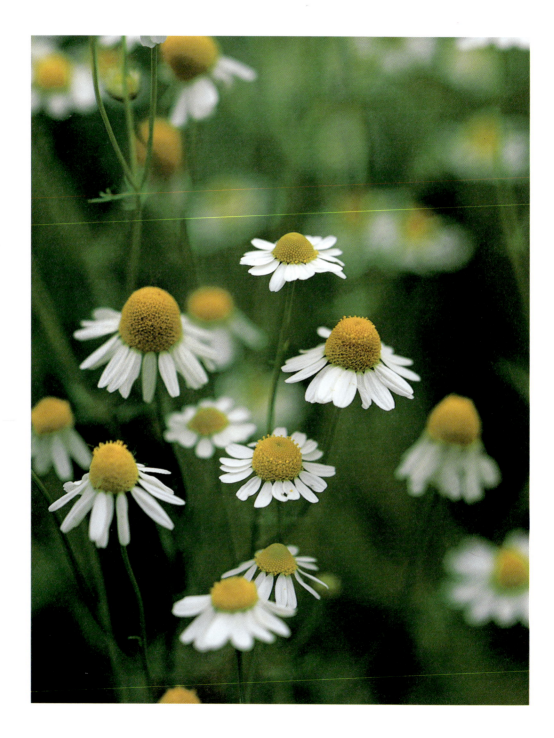

Ulrich Ravens

Heilkraft Kamille

Rezepturen
gegen viele Beschwerden

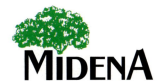

Inhalt

Vorwort   8

Geschichte einer beliebten Heilpflanze   10
Die Heilkunst in alten Zeiten   10
Wie die Kamille zu uns kam   11

Das Wissen der Klöster   11

Die große Zeit der Kräuterbücher   13

Die Heilkundigen und die Kamille   13
Ein Rebell gegen Quacksalber und Scharlatane   14
Die Heilkunst des Paracelsus   15

Moderne Wissenschaft und altes Kräuterwissen   16
Die Renaissance der alten Heilkunde   17

Notabene
Sind Sie ein Chamomilla-Typ?   18

Schon seit der Antike wird die Kamille in Europa kultiviert.

Botanische Merkmale, Verbreitung und Anbau   20
Die Echte Kamille   20
Die Hundskamille   21
Die schöne Römerin   22
Die Strahlenlose Kamille   23
Die Falsche Kamille   24
Die Geruchlose Kamille   24

Kamillenblüten sammeln   24
Was zu beachten ist   25
Die Blüten richtig trocknen   25

Die Kamille im Garten   26
Ein wunderbarer Gartenschmuck   27

Anbau und Verarbeitung der Kamille   28
Heimische Anbaugebiete   28
Ernte und Trocknung   29
Tee, Öl, Extrakte und Tinkturen   30
Das blaue Kamillenöl – eine Kostbarkeit   30
Extraktionsverfahren   30

Was alles in der Kamille steckt   32
Das Geheimnis des blauen Kamillenöls   32

Bioaktive Substanzen – die inneren Werte   33

Terpene - die Duftmarken   34
Eine Substanz als Multitalent   34

Inhalt

Hilfreich bei Magengeschwüren	35
Ein Wohlgeruch, der schnell verduftet	36
Flavonoide - heilende Farbstoffe	36
Schleimstoffe - auch nicht zu verachten	37
Weitere Wirkungen	37
Das Zusammenspiel der Heilkräfte	38

Heilen mit Kamille 40

Ein nützlicher Alleskönner	40
Kamille auch für Kinder und Heranwachsende	41
Kamille bei Magen- und Darmkrankheiten	42
Reizmagen - nervöser Magen	42
Akute Magenschleimhautentzündung	43
Blähungen, Völlegefühl und Sodbrennen	45
Magen- und Zwölffingerdarmgeschwür	46
Darmentzündung	46
Kamille gegen Verstopfung	47
Kamillentee gegen Erbrechen	48

Kamille bei Erkältungskrankheiten 49

Die Funktion unserer Atemwege	49
Kamille schützt die Schleimhäute	50
Die Kamille gegen Schnupfen	51
Kamille bei Entzündungen der Nasennebenhöhlen	52
Kamille lindert Husten	53
Rachen- und Mandelentzündung	54
Mundaphthen mit Kamille heilen	55
Hilfe bei Entzündung des Kehlkopfes	56

Verbrennungen durch die Sonne sehen oftmals schlimm aus. Mittels Kamillenkompressen kann man die Schmerzen lindern.

Balsam bei Bronchitis	56
Erkältungskrankheiten vorbeugen	57
Kamille bei Kopfschmerzen und Schlaflosigkeit	58

Die Kamille bei Hauterkrankungen 58

Die Haut – ein wichtiges Organ	59
Kamille gegen trockene, schuppige Haut	60
Kamillenanwendung bei Akne	61
Kamille lindert Ekzeme	62
Kamille bei Dermatitis	63
Gefährlicher Sonnenbrand	63
Kamille bei Hautausschlag	64
Hilfen gegen das Wundliegen	65
Chronische Geschwüre	66
Kamillenanwendung bei frischen Wunden	67
Kamille gegen Afterjucken	68
Kamille heilt Hauteinrisse	68
Kamille bei Eiterbeulen	69

Inhalt

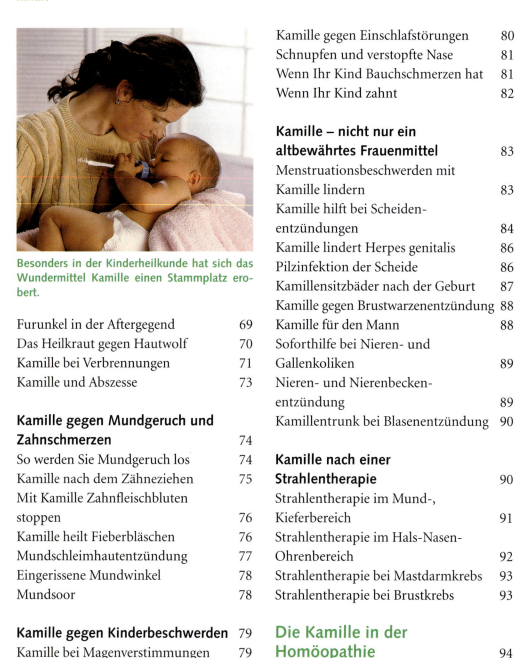

Besonders in der Kinderheilkunde hat sich das Wundermittel Kamille einen Stammplatz erobert.

Furunkel in der Aftergegend	69
Das Heilkraut gegen Hautwolf	70
Kamille bei Verbrennungen	71
Kamille und Abszesse	73

Kamille gegen Mundgeruch und Zahnschmerzen — 74
So werden Sie Mundgeruch los	74
Kamille nach dem Zähneziehen	75
Mit Kamille Zahnfleischbluten stoppen	76
Kamille heilt Fieberbläschen	76
Mundschleimhautentzündung	77
Eingerissene Mundwinkel	78
Mundsoor	78

Kamille gegen Kinderbeschwerden — 79
Kamille bei Magenverstimmungen	79
Kamille bei unterkühlter Blase	80
Kamilleneinläufe bei Fieber	80
Kamille gegen Einschlafstörungen	80
Schnupfen und verstopfte Nase	81
Wenn Ihr Kind Bauchschmerzen hat	81
Wenn Ihr Kind zahnt	82

Kamille – nicht nur ein altbewährtes Frauenmittel — 83
Menstruationsbeschwerden mit Kamille lindern	83
Kamille hilft bei Scheidenentzündungen	84
Kamille lindert Herpes genitalis	86
Pilzinfektion der Scheide	86
Kamillensitzbäder nach der Geburt	87
Kamille gegen Brustwarzenentzündung	88
Kamille für den Mann	88
Soforthilfe bei Nieren- und Gallenkoliken	89
Nieren- und Nierenbeckenentzündung	89
Kamillentrunk bei Blasenentzündung	90

Kamille nach einer Strahlentherapie — 90
Strahlentherapie im Mund-, Kieferbereich	91
Strahlentherapie im Hals-Nasen-Ohrenbereich	92
Strahlentherapie bei Mastdarmkrebs	93
Strahlentherapie bei Brustkrebs	93

Die Kamille in der Homöopathie — 94
Eine umstrittene Heillehre	94
Verstärkung durch Verdünnung	95

Inhalt

Nur ein Placebo-Effekt?	95
Nicht allein die Menge macht's	96
Eine ganzheitliche Heilmethode	96
Das Arzneimittelbild der Kamille	97
Chamomilla für empfindsame Naturen	98

Die Kamille richtig anwenden 100
Zubereitungmöglichkeiten der Kamille 100
Kamillentee 101
Unterschiedliche Qualität von Teebeuteln 102
Kamillenaufguss 103
Kamillentinktur 105
Kamillenöl 106
Kamillenpulver 107
Kamillenlösung 109
Anwendungsarten der Kamille 111
Die Kompresse 111
Die Inhalation 111
Das Vollbad 112
Das Dampfsitzbad 113
Das Finger- oder Fußbad 113
Der Einlauf 113
Der Halswickel 114
Der Brustwickel 114
Der Bauchwickel 115

Pflege und Kosmetik direkt aus der Natur 116
Kamille für Haut und Haare 116
In Kamille baden 117

Kamillendampf fürs Gesicht	117
Kamillen-Gesichtsmaske	118
Kamillen-Reinigungsmilch	118
Kamillen-Gesichtspackung	119
Kamillen-Gesichtswasser	119
Kamillenblüten-Handcreme	119
Kamillen-Haarshampoo	120
Kamillen-Haarspülung	121
Symptom-Kompass	122
Über dieses Buch	127
Register	128

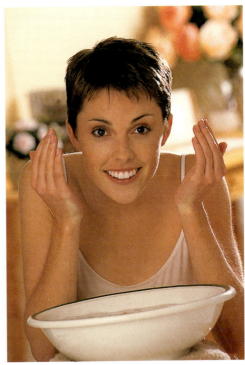

Die Kamille steckt in vielen Reinigungsmitteln, in Shampoos und Gesichtswässern.

Vorwort

Eine Deutung für den Namen German Camomile ist, dass die Briten im vorigen Jahrhundert beobachtet hatten, dass in deutschen Kindergärten nachmittags keine Milch, sondern Kamillentee verabreicht wurde.

Keine andere einheimische Heilpflanze löst soviel Begeisterung aus wie die Kamille, und in keinem anderen Land wird so viel Kamillentee getrunken wie bei uns. Gibt es hier zu Lande überhaupt ein Kind, das ohne Kamillenwickel und Kamillentee groß geworden ist? Warum ist die Kamille so beliebt? Warum nennen die Engländer, die ja vor allem die Römische Kamille kennen, »unsere« Echte Kamille auch die Deutsche Kamille? Die Kamille wirft viele Fragen auf.

Deutschland – Land der Kamille

Der Duft der Kamille erfüllt ganze Landstriche Deutschlands. In Thüringen wächst sie auf riesigen Feldern, angebaut im Auftrag der pharmazeutischen Industrie. Zusätzlich werden jährlich mehr als 4 000 Tonnen getrocknete Kamillenblüten importiert.

Bei einer repräsentativen Umfrage über den Bekanntheitsgrad von Heilpflanzen war die Kamille absoluter Spitzenreiter. Jeder kennt sie, fast jeder nutzt sie irgendwie.

In Deutschland, insbesondere in Thüringen, wird die Kamille z.T. in riesigen Feldern angebaut.

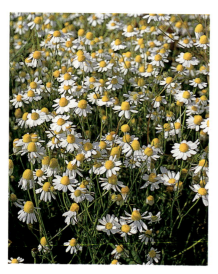

Die Kamille überstand alle Wirren und Umwälzungen. Als Anfang dieses Jahrhunderts die Euphorie des chemisch-pharmazeutischen Fortschritts die Heilpflanzen zurück in Omas Hausapotheke verbannte, war die Kamille eine Ausnahme. Auch der wissenschaftsgläubigste Doktor verordnet sie ohne Scheu. Schon in einem mittelalterlichen Kräuterbuch hieß es, kein Arzt kommt ohne Kamille aus. Die Kamille scheint unter einer Art Denkmalschutz zu stehen.

Sie ist unscheinbar und anspruchslos, von bescheidenem Wesen und überaus vielseitig – und sie ist wertvoll! 100 Milliliter reines blaues Kamillenöl kosten dreitausend Mark.

Die Geheimnisse der Kamille

Viele Wirkungen der Kamille sind heute entschlüsselt, und es hat sich gezeigt, dass ihre Wertschätzung über die Jahrhunderte ihre Berechtigung hatte. Doch ganz lässt sich die Kamille ihre Geheimnisse nicht entreißen. Versuche, einzelne Inhaltsstoffe zu isolieren und auf künstlichem Wege herzustellen, brachten keine brauchbaren Ergebnisse. Denn nicht eine einzelne Substanz macht die Wirkung aus, sondern erst das Zusammenspiel der verschiedenen Inhaltsstoffe dieser besonderen Heilpflanze.

An dem durchweg positiven Image der Kamille konnte auch die Wissenschaft mit ihren ausgefeilten Analysemethoden nicht kratzen – sie hat nichts Negatives über die Kamille herausgefunden.

Den Erfahrungsschatz einheimischer Heilkundiger erweiterten Reisende aus fremden Kulturkreisen und Erdteilen.

Ein vertrautes Gewächs

Die Kamille vermag nicht einmal Kontroversen auszulösen, ihr Sanftmut ausstrahlendes Aroma beschwichtigt alle Gemüter. So taugte sie im Zeitalter der schwarzen Magie auch nicht zum Hexenkraut. Sie verkörpert mehr die Tugend als das Geheimnis. Es wurde nie viel Aufhebens um sie gemacht; sie war und ist einfach da und nützlich.

Dass sie deswegen keineswegs uninteressant oder gar langweilig ist, davon können Sie sich in diesem Buch überzeugen. Eine Pflanze mit derart vielseitigen Eigenschaften, die über Jahrtausende den Menschen ihre Beschwerden nahm oder linderte, verdient in den Mittelpunkt gerückt zu werden.

So werden Sie hier viele Anwendungen und Rezepte kennenlernen, die früher Alltagswissen waren und von Generation zu Generation weitergegeben wurden. Aber auch in der modernen Medizin hat die Kamille schon manche chemisch-synthetische Arznei verdrängt. Ihr therapeutischer Nutzen als natürliches Heilmittel ist erwiesen – und sie heilt ohne zu schaden.

Trotzdem muss natürlich betont werden, dass die Kamille kein Allheilmittel ist, und auch die Grenzen der Selbstbehandlung sollten Sie kennen.

Die Kamille kam bereits in der Epoche der Jungsteinzeit nach Mitteleuropa, wie Pflanzenarchäologen herausgefunden haben.

Geschichte einer beliebten Heilpflanze

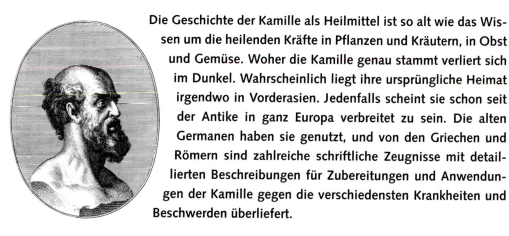

Die Geschichte der Kamille als Heilmittel ist so alt wie das Wissen um die heilenden Kräfte in Pflanzen und Kräutern, in Obst und Gemüse. Woher die Kamille genau stammt verliert sich im Dunkel. Wahrscheinlich liegt ihre ursprüngliche Heimat irgendwo in Vorderasien. Jedenfalls scheint sie schon seit der Antike in ganz Europa verbreitet zu sein. Die alten Germanen haben sie genutzt, und von den Griechen und Römern sind zahlreiche schriftliche Zeugnisse mit detaillierten Beschreibungen für Zubereitungen und Anwendungen der Kamille gegen die verschiedensten Krankheiten und Beschwerden überliefert.

Schon griechische und römische Heilkundige wussten um die Kraft der Kamille.

Die Heilkunst in alten Zeiten

Im alten Ägypten und schon vorher im Land der Sumerer zwischen Euphrat und Tigris herrschte ein reger Handel mit blühenden, dekorativen Pflanzen, aromatischen Kräutern und Gewürzen. Papyrusaufzeichnungen aus der Zeit um 1500 v. Chr. beschreiben Rezepte für die Herstellung von Kräuterarzneien und Kosmetika.

Der Leibarzt Kleopatras, ein Grieche namens Dioskurides, verfasste das erste Werk über die Pflanzenkunde.

Der Grieche Hippokrates, der um 400 v. Chr. lebte und heute als Vater der Heilkunst gilt, hat Kräuter als Heil- und Schmerzmittel eingesetzt.

Das erste grundlegende überlieferte Werk über Pflanzen stammt von Dioskurides, dem Leibarzt von Antonius und Kleopatra. Er führt darin über 500 pflanzliche Heilmittel auf. Die Kamille erwähnt er als hilfreich bei Fieber und Gallenleiden, bei Blähungen und Koliken. Auch der etwa zur gleichen Zeit lebende Römer Plinius hat in seiner umfangreichen Naturgeschichte

Transalpine Herkunft

den damaligen Anbau und die medizinische Verwendung der Heilkräuter und -pflanzen beschrieben. Von ihm soll der Name der Kamille überliefert sein. Sie hieß bei ihm Chaimaimelon, was soviel wie »am Boden wachsender Apfel« bedeutet und auf das apfelartige Aroma der Kamille hindeutet.

Wahrscheinlich stammt die Echte Kamille aus Südosteuropa, möglicherweise gibt es aber im Süden Mitteleuropas, etwa im Burgenland, auch alte bodenständige Vorkommen.

Wie die Kamille zu uns kam

Neben Händlern, Seeleuten und Abenteurern trugen vor allem Kriege zur Verbreitung exotischer Pflanzen bei. Söldner und Soldaten brachten sie aus fernen Ländern zurück in ihre Heimat, als Erinnerung oder einfach weil sie schön, essbar oder nützlich waren. So verdanken wir den Eroberungszügen der Römer in Europa zahlreiche Heilpflanzen und Gewürzkräuter, aber auch Obst und Gemüsepflanzen, die sie mit über die Alpen brachten und hier ansiedelten. Um den römischen Statthaltern den gewohnten Lebensstandard zu sichern, wurden hier Knoblauch, Rettich und Gurke heimisch.

Ob auch die Kamille unter diesen bewusst eingeführten Pflanzen war, wissen wir nicht. Möglicherweise haben die Römer aber die Römische Kamille – wie der Name vermuten lässt – in Großbritannien heimisch gemacht, denn diese Kamillensorte ist auf der Insel weit häufiger als die bei uns weit verbreitete Echte Kamille.

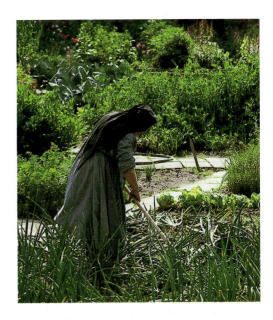

Klösterliche Kräutergärten waren und sind noch immer das Bindeglied zwischen antiker Heilkunde und moderner Pharmazie.

Das Wissen der Klöster

Nach dem Untergang des römischen Reiches wurde das medizinische Wissen der Antike hauptsächlich in den christlichen Klöstern gepflegt. Die gelehrten Mönche des Mittelalters haben die Schriften der alten Ärzte abgeschrieben, dadurch bewahrt und übersetzt. Ein großer Förderer seltener Pflanzen war Karl der

Geschichte einer beliebten Heilpflanze

Die Heilkunst lag früher im Aufgabenbereich von kultischen Handlungsträgern. Heilpflanzen wie die Kamille wurden zuerst von Personen mit starkem religiösem Empfinden eingesetzt.

Große, der den systematischen Anbau von Heilpflanzen sogar per Gesetz anordnete. Beauftragt wurden damit die damaligen Klöster, die so quasi gezwungen wurden, Heilkräutergärten anzulegen und Pflanzenstudien zu betreiben. Daraus entwickelte sich die mittelalterliche Klostermedizin, deren Rezepte – nicht nur für den bekannten Kräuterlikör – sich teilweise bis heute gehalten haben. Krankenpflege war Sache der Klöster, und die Klosterschulen waren nicht nur die Vorgänger der späteren Universitäten, sondern auch die Geburtsstätten der Botanik und Pharmazie.

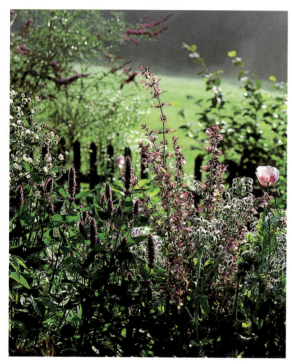

Die ersten richtigen Kräutergärten entstanden zur Zeit Karls des Großen.

Mönche wie der berühmte Albertus Magnus schrieben wissenschaftliche Pflanzenwerke oder widmeten sich der Behandlung von Krankheiten mit Heilpflanzen. Auf diesem Gebiet war die Äbtissin Hildegard von Bingen sehr aktiv. Unter ihren Schriften sind ein Arzneibuch und eine Heilkunde überliefert, die als Lehrbücher für ihr Benediktinerinnenkloster zur Krankenpflege gedacht waren. Ihre erstaunlichen Kenntnisse über die Entstehung von Krankheiten und die Anwendung von Heilpflanzen entstammen nicht nur wie damals üblich aus dem medizinischen Wissen der Antike und der Klostermedizin sondern auch aus eigenen Erfahrungen, Beobachtungen und mündlichen Überlieferungen aus dem Volk. Dass die »Hildegard-Medizin« heute wieder sehr aktuell ist zeigt die Verlässlichkeit ihrer Methoden.

Die Mystikerin aus dem Kloster Rupertsberg bei Bingen liefert mit ihren naturkundlichen Schriften einen Wissensschatz vom frühen Mittelalter bis heute.

Frühe Pflanzenkundler

Die große Zeit der Kräuterbücher

Nach der Erfindung der Buchdruckerkunst um 1440 erschienen zahlreiche Kräuter- und Arzneibücher, die sich bis ins 17. Jahrhundert großer Beliebtheit erfreuten. Manche dieser frühen Werke waren nicht besonders brauchbar, da sie einfach alten griechischen Schriften entnommen waren und die Abbildungen wenig Ähnlichkeit mit den beschriebenen Pflanzen hatten. Das änderte sich erst als einige junge Gelehrte – meistens Ärzte oder Botaniker – begannen, sich von den Fesseln der Antike zu befreien. Sie machten es sich zur Aufgabe, die heimische Heilpflanzenwelt systematisch zu erkunden, mit deutschen Namen zu bezeichnen und mit allen bekannten Angaben zu ihrer Heilwirkung zu beschreiben. Für die Abbildungen in diesen Werken wurden bekannte Holzschneider beauftragt – oft die besten ihrer Zunft.

Zu diesen »Vätern der Botanik« gehörten Otto Brunfels, Leonhardt Fuchs und Hieronymus Bock, deren reich mit Holzschnitten illustrierte Kräuterbücher 1530, 1543 und 1551 erschienen.

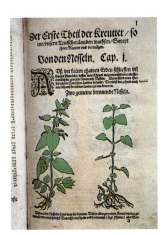

Die ersten Kräuterbücher kamen im 15. und 16. Jahrhundert in Mode.

Die Heilkundigen und die Kamille

Diese frühen Bestandsaufnahmen spiegeln auch die überaus große Popularität der Kamille wieder. Sie war fast so etwas wie ein Volksheilmittel, heißt es doch im »Kreutterbuch« von Bock: »Es ist bei allen Menschen kein breuchliches Kraut in der Artznei als eben die Chamillenblumen, denn die werden beinahe zu allen bresten gebraucht.« Der Bestseller-Autor der Zeit, der Italiener Pier Mattioli (Petrus Andreas Matthiolus), auch als Leibarzt des römisch-deutschen Kaisers Maximilian II. zu Ehren gekommen, beschreibt die heilenden Wirkungen der Kamille bei inneren und äußeren Anwendungen, wobei er weitgehend schon in der Antike bekannte Heilanzeigen wiedergibt. Kamille hilft bei äußerli-

Die floristische Erforschung der Pflanzen erfolgte erst nach der heilkundlichen Beschäftigung mit ihnen. Die Botanik hinkte also einer frühen Pharmazeutik hinterher.

Das geheimnisvolle blaue Öl der Kamille ist chemisch Azulen, ein aromatischer tiefblauer Kohlenwasserstoff. Der Name leitet sich von spanisch azul »blau« ab.

chen Hautleiden und Hämorriden, innerlich bei verschiedenen Frauenleiden, Unterleibsbeschwerden und Magenschmerzen. Er ist immerhin so aktuell und erwähnt auch das blaue ätherische Öl der Kamille, dessen Destillation erstmals im Jahre 1500 beschrieben wurde: »Das Kamillenöl dienet sonderlich wohl wider den krampf.«

Andere beschriebene Anwendungen der Kamille bei Gelbsucht und Gallenleiden gehen auf den berühmtesten Arzt des 16. Jahrhunderts, Paracelsus, zurück. Er stellte in seiner Signaturenlehre einen Zusammenhang zwischen der Heilkraft einer Pflanze und deren Gestalt, Form, Farbe und Geruch auf. Mit gelben Pflanzen (Kamille) sollten gelbe Krankheiten (Gelbsucht, Galle) geheilt werden. Oder die äußere Signatur der Walnuss deutet auf ihre Wirksamkeit gegen Kopfkrankheiten. Mit dieser Lehre hat Paracelsus wohl viel Unheil angerichtet, denn diese oft mehr der Magie oder dem Aberglauben verhafteten Vorstellungen wurden überaus populär und von der Volksmedizin gern aufgegriffen.

Ein Rebell gegen Quacksalber und Scharlatane

Paracelsus, der eigentlich Theophrastus Bombast von Hohenheim hieß, war aber auch ein hochgebildeter Rebell wider den Zeitgeist. Er polemisierte heftig gegen die Ärzte seiner Zeit, die sich immer noch auf die medizinischen Autoritäten des Altertums und des frühen Mittelalters beriefen. Er wetterte gegen die herkömmlichen Heilmethoden, gegen Scharlatane und Quacksalber. Das machte ihn bei seinen Standesgenossen nicht gerade beliebt, und obwohl er ein gelehrter Mann war, führte er ein unruhiges Wanderleben und musste sich die meiste Zeit seines Lebens als Feldarzt und Wundheiler durchschlagen.

Von Paracelsus ist der berühmte Ausspruch »Alle Wiesen, alle Felder sind Apotheken« überliefert, er warnte aber vor dem leichtfertigen Import exotischer Heilkräuter. Denn, so meinte er, »wie kann man Krankheiten, die in Deutschland auftreten, mit Arzneimitteln heilen, die Gott am Nil wachsen lässt?« Paracelsus war aber nicht nur Arzt sondern auch Alchimist. Und so versuchte er, durch Auszüge und Destillieren die eigentlichen Heilstoffe aus Pflanzen, aber auch aus Metallen, abzusondern. Hierdurch kam es zur Einführung von Tinkturen, Extrakten und Metallsalzen.

Die Heilkunst des Paracelsus

Paracelsus wandte neuartige Diagnose- und Therapiemethoden an, die ihre Wurzeln in tiefer Kenntnis der Naturdinge und Naturgeheimnisse hatten. Er vertraute bei der Heilung von Krankheiten auf die Naturheilkräfte und das Selbstheilungsvermögen, das er den »inneren Arzt« nannte. Beide könne der »äußere Arzt« bei seinen Heilbestrebungen nur unterstützen. Er betonte den Einfluss der Seele auf den Körper und meinte, man müsse den Patienten mehr behandeln als die Krankheit. Krankheiten entstehen nach seiner Ansicht durch eine Verschiebung der chemischen Grundstoffe des Körpers. Durch die Anwendung chemischer Mittel können diese Störungen wieder ins Gleichgewicht gebracht werden. Solche wirksamen Hilfsstoffe ausfindig zu machen und herzustellen ist Aufgabe der Alchimie. Heute gilt Paracelsus als Begründer der pharmazeutischen Chemie.

Paracelsus wurde von vielen seiner Zeitgenossen abgelehnt. Heute gilt er als richtungsweisend für die frühe wissenschaftliche Medizin und eine ganzheitliche Naturphilosophie.

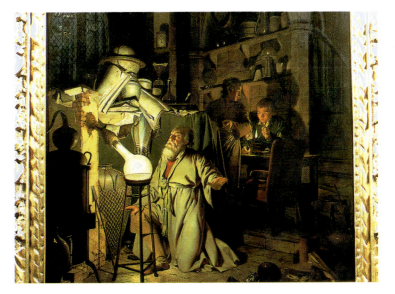

Die Pharmazie nahm ihre Ursprünge in solchen mittelalterlichen Laboratorien.

Geschichte einer beliebten Heilpflanze

Moderne Wissenschaft und altes Kräuterwissen

Da Linné manche Pflanzen mehrfach benannte oder nachträglich ein Zweitbenenner nochmal in die Nomenklatur eingriff, erscheinen Wiederholungen und Dopplungen. Die Kamille wird in älteren Werken nicht selten Chamomilla recutita genannt. Wir benutzen den gängigen Wissenschaftsnamen Matricaria chamomilla.

Nachdem der schwedische Arzt Carl von Linné 1735 eine allgemeine Systematik der Pflanzen aufgestellt hatte. Damit schuf er eine verständliche Grundlage für das Erkennen der Gewächse und begründete die Botanik als Wissenschaft. Doch mit dem Aufkommen der systematichen Wissenschaften ging auch die enge Verbindung zwischen Ärzten und Pflanzenheilkunde verloren. Das Wissen um und das Interesse an Heilpflanzen ließ spürbar nach und wurde nur noch von der Volksmedizin gepflegt, die alten Heilrezepte als Hausmittel überliefert.

Dieser Trend verstärkte sich im 19. Jahrhundert mit den rasanten Fortschritten in Medizin und Naturwissenschaften und dem Aufschwung der Chemie. Chemisch-synthetische Arzneimittel verdrängten die pflanzlichen Heilmittel. Einige wurden nur noch benötigt, wenn sich ihre Wirkstoffe isolieren und als Reinsubstanzen herstellen ließen.

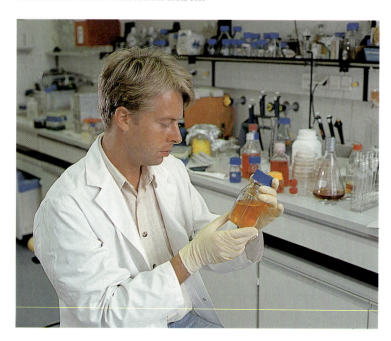

Im vorigen Jahrhundert übernahmen chemisch-synthetische Essenzen den Platz der Heilpflanzen, und so ist es bis heute geblieben.

Die Renaissance der alten Heilkunde

Mit dem zunehmenden Interesse an alternativen Heilmethoden kam auch die Naturheilkunde wieder zu ihrem Recht und altes Wissen über die heilende Wirkung von Pflanzen und Kräutern wurde wieder ausgegraben. Auch in der Wissenschaft kam wieder Neugier auf. Die Phytochemie begann, mit modernen Methoden die Inhaltsstoffe der Heilpflanzen und ihre Wirkungen zu analysieren. Dabei wurde viel altes Kräuterwissen bestätigt. Wen wundert es, dass die beliebte Kamille mit zu den am besten erforschten Heilkräutern zählt?

Mit dem Namensglied »-kamille« erscheinen Feldkamille, Färberkamille, Ackerkamille, Hundskamille, Römerkamille und andere. Unser Thema ist die »Echte«, die »Duftende« Kamille, die stets gemeint ist, wenn im Text einfach Kamille steht.

Wie die Kamille zu ihrem Namen kam

Die botanische Bezeichnung für die Echte Kamille ist Matricaria chamomilla. Diese Bezeichnung weist schon auf einige Eigenschaften der Kamille hin, die ihr traditonsgemäß zugesprochen werden. Der von Linné genutzte Gattungsname geht auf den lateinischen Ursprung mater = Mutter oder matrix = Gebärmutter zurück und verweist auf die gängige Verwendung der Kamille bei verschiedenen Frauenleiden. Mutterkraut und Mägdeblume waren auch lange Zeit volkstümliche Bezeichnungen für die Kamille und sind in manchen Gegenden heute noch gebräuchlich. Der Artname chamomilla ist griechischen Ursprungs und geht auf chai-maimelon (chamai = niedrig; melos = Apfel) zurück und wurde der Kamille wohl von Dioskurides oder Plinius wegen ihres apfelartigen Duftes verliehen. Deutsche volkstümliche Namen sind noch Feldkamille, Hermännle, Kummerblume, Garmille, Karmelle, Hermel oder Hemdenknöpfchen.

In anderen Sprachen werden meist Varianten des Wortes Kamille verwendet, etwa englisch camomile. Eine abweichende Bennenung existiert zum Beispiel im Polnischen, wo die Pflanze rumianek heißt, was soviel wie römische (Blume) bedeutet. Der spanische Name manzanilla leitet sich von manza »Apfel« ab. Der Ausdruck »Äpfelchen« nimmt entweder Bezug auf den Geruch der Kamille oder die Form des Blütenkorbes.

Sind Sie ein Chamomilla-Typ?

Die Homöopathie berücksichtigt bei der Therapie alle Gegebenheiten, die die Gesundheit beeinflussen können. Dazu gehören die charakterlichen Eigenschaften des Patienten, sein Temperament, die geistig-seelische und körperliche Verfassung sowie auch allgemeine Merkmale wie bestimmte Vorlieben, Abneigungen und Ängste. Der Homöopath wählt das Mittel, dessen Symptombild mit dem jeweiligen Konstitutionstyp des Patienten am besten übereinstimmt.

Die Chamomilla-Menschen sind impulsiv und fahren schnell aus der Haut. Sie können sich über jede Kleinigkeit aufregen, sind reizbar, eigensinnig und verlieren leicht die Selbstbeherrschung. Sie wissen nicht was sie wollen, sind von ängstlichen Wesen, dabei aber zänkisch, unhöflich und vertragen keine Widerrede. Der Patient kann nicht schlafen, ist übererregt und findet keine Ruhe. Chamomilla-Typen sind ungeduldig und reagieren überempfindlich schon auf geringste Schmerzen. Die Beschwerden werden schlechter bei Hitze und frischer Luft und besser bei feuchtwarmem Wetter und Fasten.

Entsprechend diesem Konstitutionstyp zeigt sich Chamomilla vor allem für empfindsame Naturen, wie Frauen und Kinder, geeignet und sie wird in der Homöopathie zur Behandlung von Frauen- und Kinderkrankheiten eingesetzt. Schon der Volksmund nannte die Echte Kamille auch Mutterkraut und Kraut der Kinder.

Kamille als Symbol

Die Kamille wird seit alters her als Heilpflanze genutzt, nach ihrem lateinischen Namen Matricaria besonders bei Frauenleiden. Sie ist aber auch

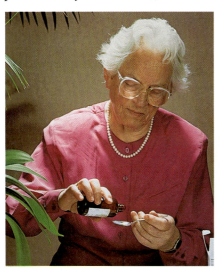

Mariensymbol und gilt als Sinnbild für mit Kraft gepaarter Bescheidenheit, Geduld, Sanftmut aber auch Resignation. Nach einer alten Redensart, darf keine Jungfrau an ihr vorübergehen, ohne einen Knicks zu machen.

Kamille gegen den bösen Blick, Hexen und Schwindsucht

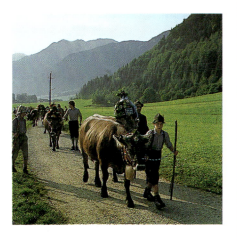

Pflanzen und Kräuter spielten in allen Kulturen eine große Rolle, um Zauberei und Hexenkraft von Mensch, Haus und Vieh abzuwehren. Viele der Volksbräuche aus Aberglauben und Magie haben sich bis in die Gegenwart gehalten. So wird noch heute in Süddeutschland das Vieh beim Alpauftrieb mit Kränzen aus Blumen und Kräutern geschmückt, die vor Krankheit schützen sollen. Die Kamille gehört zu den Johanniskräutern. Das sind Kräuter, die nach dem Volksglauben am Johannistag (24.6.) oder am Vorabend gesammelt werden müssen, wenn sie wirken sollen. In Ostpreußen und im Erzgebirge pflückte man am Abend des Johannistags neun verschiedene Kräuter, darunter Kamille, band sie zu Kränzen und hängte sie in der Stube auf. Das schützte die Bewohner vor Krankheit und Ungemach. Im Weserbergland gerät ein an der Stubendecke aufgehängtes Kamillenbüschel beim Eintritt einer Hexe in Bewegung. Nach einem alten jüdischen Brauch aus dem 17. Jahrhundert hilft das Kamillenkraut gegen den bösen Blick, wenn man es bei sich trägt. In Belgien schützt ein Stängel der stinkenden Hundskamille, der an Maria Lichtmess gepflückt und über die Haustür gehängt wird, das Haus vor Behexung. Wer in Sachsen eine Zeitlang Kamillentee trinkt, wird von der Schwindsucht geheilt.

Die Kraft, das Weh im Leib zu stillen
Verlieh der Schöpfer den Kamillen.
Sie blühn und warten unverzagt
Auf jemand, den das Bauchweh plagt.
K.H. Waggerl

Botanische Merkmale, Verbreitung und Anbau

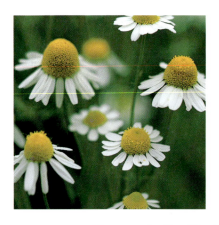

In Europa trifft man die Kamille auf Schritt und Tritt an Wegesrändern.

Die Kamille ist eine anspruchslose Pflanze. Sie liebt zwar sonnige Plätze, stellt aber kaum klimatische Anforderungen. So trifft man sie fast überall in Europa, vor allem an Wegrändern und Böschungen, Bahngleisen, Schuttplätzen und Weinbergen. Dichte Bestände wachsen vor allem auf Feldrändern, brachliegenden Äckern und Getreidefeldern. Die beliebteste einheimische Heilpflanze ist wildwachsend für die Landwirtschaft nur ein lästiges Unkraut. Als Kulturpflanze gewinnt sie aber auch bei uns wieder an Bedeutung. In Thüringen gibt es ausgedehnte Kamillenfelder, auf denen die Pflanze im Auftrag der pharmazeutischen Industrie angebaut wird.

Die Echte Kamille

Die nächsten Verwandten der Echten Kamille sind die Strahlenlose Kamille, die Arten der Gattung Ruderalkamille, verschiedene Schafgarben, Margeriten und der Rainfarn.

Die Echte Kamille (Matricaria chamomilla) – und sie meinen wir, wenn wir einfach von Kamille sprechen – gehört zur Familie der Korbblütengewächse und ist eine einjährige Pflanze. Aus einer dünnen, kurzen Wurzel treiben kahle, leicht eckige Stängel, die sich nach oben doldenartig verzweigen und etwa 30 bis 50 cm hoch werden. Die Blätter sind dünn und mehrfach federartig geteilt. An den Enden der verzweigten Sprossspitzen stehen einzelne Blütenköpfe. Sie bestehen aus einem Blütenboden, einem Hüllkelch, einem äußeren Kranz aus 12 bis 20 weißlichen Zungenblüten und innen aus zahlreichen gelben Röhrenblüten, die den Samen ausbilden. Diese so genannte Scheinblüte der Kamille ist ein typisches Kennzeichen für Pflanzen aus der Familie der Korbblütler.

Der halbkugelige Blütenkopf der Echten Kamille hat einen hohlen Blütenboden ohne Spreublätter – ein wesentliches Unterscheidungsmerkmal zu anderen Kamillearten. Die Pflanze strömt einen kräftig aromatischen, angenehmen Duft aus. Sie blüht von Mai bis September, oft auch noch im Oktober. Bei älteren Blüten wölbt sich der Blütenboden kegelförmig vor, während sich die weißen Blütenblätter nach unten umschlagen.

Woher kommt das typische Kamillenaroma?

In den Zungen- und Röhrenblüten, aber auch in den Hüllkelchblättern befinden sich zahlreiche Drüsenschuppen, die als Sammelbehälter für das ätherische Öl dienen. Dieses Öl ist ein Stoffwechselprodukt der Pflanze und erfüllt verschiedene Funktionen als Lock- und Abwehrmittel. Und diesem Öl galt schon immer das Interesse der Heilkundigen in alten Zeiten und der heutigen Forschung, denn es ist die Quelle der vielfältigen Heilwirkungen der so überaus beliebten, aromatisch duftenden Pflanze. Es enthält ein Derivat von Azulen.

Die Hundskamille

Wer die Kamille selber sammeln will, sollte die wichtigsten Arten zu unterscheiden wissen. Am leichtesten verwechselt wird die Echte Kamille mit der Hundskamille (Anthemis arvensis). Obwohl es sich hier um eine eigene Gattung handelt, die keine Verwandtschaft zu Echten Kamille aufweist, sieht sie ihr am ähnlichsten und wächst an den selben Standorten. Die Hundskamille, auch Acker-Hundskamille genannt, ist medizinisch vollkommen nutzlos. Ein Tee, versehentlich aus der Hundskamille zubereitet, kann Unverträglichkeiten und Übelkeit hervorrufen. Die Hundskamille hat zwar auch einen leichten Kamillengeruch, dieser ist aber weniger aromatisch und eher unangenehm muffig.

Am einfachsten lassen sich die echte und die Hundskamille an der Blüte unterscheiden. Schneidet man eine Kamillenblüte in

Mit Hundskamille ist wertlose Kamille gemeint, genauso wie es ein Hundsveilchen gibt, dem der Wohlgeruch von Viola odorata abgeht, oder eine Hundsrose ohne Duft.

der Mitte durch, so erkennt man die Echte Kamille an dem hohlen Blütenboden. Bei der Hundskamille ist dieser markig ausgefüllt und mit Spreublättern versehen. Auch ist der Blütenboden der Hundskamille nicht so stark gewölbt und die weißen Blütenblätter stehen waagerecht ab wie bei der Margerite.

Weitere Anthemis-Arten wie die Stinkende Hundskamillee (Anthemis cotula) und die Färber-Kamille (Anthemis tinctoria) sind kaum mit der Echten Kamille zu verwechseln. Bei der ersten sagt schon der Name alles, die andere hat gelbgoldene Blütenblätter. Sie wurde früher zum Färben genutzt.

Die schöne Römerin

Die Römische Kamille wächst gelegentlich verwildert an Ortsrändern. Früher war sie eine beliebte Blume der Bauerngärten und wird heute wieder nostalgisch angepflanzt.

Verwandt mit der Hundskamille ist die Römische Kamille (Chamaemelum nobile). Sie wird wie unsere Echte Kamille als Heilpflanze verwandt, denn sie hat weitgehend die gleichen Inhaltsstoffe, die aber in schwächerer Konzentration vorhanden sind. Die auch als Edelkamille bezeichnete Römische Kamille ist in Süd- und Westeuropa sowie in England weit verbreitet. Beliebt ist sie auch als Gartenpflanze, wo sie als buschartiger Bodendecker mit schönen, dichten, an Gänseblümchen erinnernden Blütenblättern angepflanzt wird. In einigen Gegenden wird sie daher auch als Gartenkamille bezeichnet.

In ihren Verbreitungsgebieten hat die Römische Kamille die gleiche medizinische Bedeutung wie die bei uns heimische Echte Kamille. Wegen ihrer Bitterstoffe gilt ein Tee aus ihren Blüten als appetitanregend und verdauungsfördernd. Da die vollen Blüten der Römischen Kamille auch im getrockneten Zustand erhalten bleiben, werden sie auch hierzulande gern Teemischungen zugesetzt, um diesen ein gefälligeres Aussehen zu geben.

Das Mutterkraut (Tanacetum nobile) wird gern mit der Römischen Kamille verwechselt. Es enthält ätherisches Öl mit etwas Kampfer und einen Bitterstoff und hat demzufolge eine andere Heilwirkung.

Abgrenzung zu den Schwesternarten

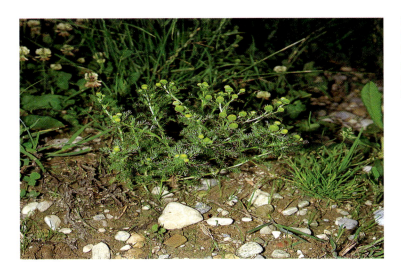

Neben der Echten Kamille und der Hundskamille gibt es eine dritte wichtige Kamillenart: die Strahlenlose Kamille.

Die Strahlenlose Kamille

Noch eine dritte Kamillenart wird medizinisch genutzt, die Strahlenlose Kamille (Matricaria discoidea oder Matricaria suaveolens). Wie schon der Name sagt, fehlt dieser Art der weiße Blütenkranz. Der Blütenkopf besteht aus einem halbkugeligen, gelbgrünen Körbchen mit gelben Röhrenblüten. Der Wuchs ist kleiner und buschiger als der der Echten Kamille mit astigen, reich beblätterten Stängeln.

Die ursprüngliche Heimat der Strahlenlosen Kamille ist Ostasien und Nordamerika. Ihr Ursprung in Deutschland ist der alte Botanische Garten in Berlin. Von dort hat sie sich im vorigen Jahrhundert zunächst in Berlin und dann rasant im ganzen Land ausgebreitet. Die Strahlenlose Kamille ist ein niedrig wachsendes Unkraut, das fast überall vorkommt und sich schnell ausbreitet: auf Schuttplätzen, an Wegrändern, Gartenzäunen und Eisenbahndämmen. Sie hat einen aromatischen, kamillenartigen Geruch, der allerdings in der Nähe als eher streng und unangenehm wahrgenommen wird. Da sie ätherisches Öl enthält, häufiger vorkommt und leichter zu sammeln ist als die Echte Kamil-

Beiderseits und zwischen den Reifenspuren eines Feldwegs findet man die Strahlenlose Kamille im Juni sehr häufig.

le hoffte man früher, hier einen Ersatz gefunden zu haben. Davon ist man aber weitgehend wieder abgekommen, denn den Inhaltsstoffen fehlt die Heilwirkung der Echten Kamille.

Die Falsche Kamille

Eine enge Verwandte unserer geschätzten Echten Kamille ist die häufig vorkommende Strandkamille (Matricaria maritima), auch Falsche Kamille genannt. Sie ähnelt der Echten Kamille in Blüten- und Blattform, hat aber einen markigen Blütenboden, wächst etwas höher und hat einen nur schwach aromatischen Geruch. Die Falsche Kamille hat keinen medizinischen Nutzen.

Die Geruchlose Kamille

Es lohnt nicht, zu viele Blütenköpfe der Echten Kamille zu sammeln. Die Köpfchen »verduften« sehr schnell, woher auch der Ausdruck »olle Kamellen« stammt. Der Mecklenburger Schriftsteller Fritz Reuter übertrug diesen Ausdruck auf etwas Langweiliges, Schales.

Auch diese Art (Matricaria inodora) ist nur schwer mit der Echten Kamille zu verwechseln. Sie ist ein häufig vorkommendes Ackerunkraut mit markigem Blütenboden und zeichnet sich durch völlige Geruchslosigkeit aus. Also würde auch niemand auf die Idee kommen, daraus einen Tee zubereiten zu wollen.

Kamillenblüten sammeln

Ein so universelles Heilkraut wie die Kamille wächst auch noch quasi vor unserer Haustür. Was liegt also näher, als sich in dieser Apotheke der Natur zu bedienen? Wir wissen, wie die Echte Kamille von anderen Arten zu unterscheiden ist, und so dürfte es keine Probleme bereiten, sich seinen eigenen Kamillenblütenvorrat für den Winter selbst zu sammeln. Doch nicht nur die Vorsorge für die Jahreszeit der Erkältungskrankheiten spricht dafür. Ein Tee aus frischen Kamillenblüten ist ebenso ein kulinarischer Genuss. Er ist intensiver, wohlschmeckender und aromatischer

> **Das Merkmal der Echten Kamille**
>
> Von allen Kamillen-Arten und Blütenpflanzen, die der Kamille ähnlich sind, hat als sicheres Unterscheidungsmerkmal nur die Echte Kamille einen hohlen Blütenboden.

als ein Tee aus getrockneten Blüten. Das kommt nicht nur chronisch Magenkranken zugute, sondern auch Gesunde werden von Mai bis September frische Kamille zu schätzen wissen.

Was zu beachten ist

Gesammelt wird nur bei trockenem Wetter, am besten am Vormittag, wenn der Tau auf den Pflanzen getrocknet ist. Bei der Kamille – so man sich versichert hat, dass es sich um die Echte Kamille handelt – pflückt oder schneidet man nur die Blütenköpfe ab. Achten Sie dabei auf saubere Pflanzen, denn die Blüten dürfen nicht gewaschen werden. Sammeln Sie nicht in der Nähe von Autobahnen und vielbefahrenen Straßen. Schwieriger zu entscheiden ist natürlich, ob Äcker oder Brachfelder, wo die Kamille massenhaft zu finden ist, mit Pflanzenschutzmitteln behandelt wurden. Wer unsicher ist oder Giftbelastungen fürchtet, sollte besser getrocknete Kamillenblüten in der Apotheke oder im Reformhaus kaufen.

Als Sammelbehälter ist ein Korb oder ein Stoffbeutel zu empfehlen. Nehmen Sie niemals eine Plastiktüte – die frischen Blüten würden in kurzer Zeit durch das Kondenswasser verfaulen.

Menschen, die an die Kräfte des Mondes glauben, sammeln die Blüten bei zunehmendem Mond. Dann sollen die Säfte verstärkt nach oben ziehen.

Eine große Tüte voll Kamillenblüten kostet in der Apotheke wenige Mark. Das Verkaufspersonal gibt aber nur ungern kleine Mengen ab, denn die geringe Lagerfähigkeit der Kamille macht Probleme.

Die Blüten richtig trocknen

Zum Trocknen werden die gesammelten Blüten sofort nach der Ernte flächig auf einem Bogen Papier oder einem feinmaschigen Sieb ausgebreitet. Trocknen Sie die Blüten an einem schattigen, luftigen Platz. Bei Temperaturen über 35 °C verflüchtigt sich das

Botanische Merkmale, Verbreitung und Anbau

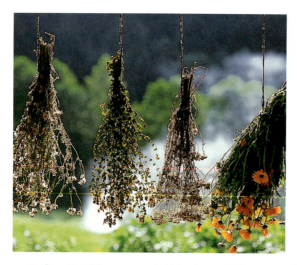

Suchen Sie sich zum Trocknen Ihrer Kräuter stets einen schattigen, luftigen Platz.

Unsere Heilpflanze wird auch Riechkamille genannt, denn der Korbblütler führt ätherische Öle mit einer Hauptduftkomponente von Azulen, das die selbe Formel, aber eine andere Struktur hat wie Naphtalin. Teer und besonders Mottenpulver riechen nach Naphtalin.

ätherische Öl. Fortgeschrittene Kräutersammler bedienen sich einer so genannten Darre. Sie können die Blüten auch in der Wohnung trocknen, aber niemals in feuchten Räumen wie Küche oder Bad. Wichtig ist immer eine freie Luftzirkulation. Wenn die Blüten auf dem Papier rascheln, sind sie trocken. Trocknet man sie zu lange, werden sie brüchig.

Die getrockneten Blüten können Sie in dunklen Glasgefäßen, Holz-, Keramik- oder Blechbehältern gut ein Jahr lang – bis zur nächsten Ernte – aufbewahren. Lagern Sie die Blüten aber auf keinen Fall in Plastikbehältern, das ätherische Öl der Kamille verträgt sich nicht mit diesem Werkstoff.

Das Trocknen von Heilpflanzen

Zum Lagern werden Heilpflanzen durch Trocknen haltbar gemacht. Das ist die älteste Form der Konservierung. Man entzieht dadurch Pilzen und Bakterien den Nährboden und verhindert, dass die Fermente der Pflanze deren Wirkstoffe abbauen. Die getrockneten wirksamen Bestandteile einer Heilpflanze werden als Droge bezeichnet.

Die Kamille im Garten

Natürlich kann man eine so unkomplizierte Pflanze wie die Kamille auch problemlos im eigenen Garten anbauen. Die Frage ist nur, ob der Garten groß genug ist, um den eigenen Bedarf zu decken. Aber um gelegentlich eine Tasse Tee aus frisch zubereiteten Kamillenblüten zu genießen, wird der Freund dieser Heilpflanze wohl den nötigen Platz zu schaffen wissen.

Wählen Sie eine sonnige Randlage, ähnlich wie sie die Kamille in der freien Natur bevorzugt. Der Boden sollte etwas lehmig und nicht zu sauer sein. Die Nachbarschaft zu einem Gemüsebeet ist zum Beispiel sehr geeignet, denn die aromatische Pflanze zieht zahlreiche nützliche Insekten an.

Das Saatgut bezieht man am besten vom Fachhandel. Es gibt Gärtnereien, die Fachabteilungen für Heilpflanzen haben oder sogar ausschließlich auf Heilpflanzen spezialisiert sind. Ausgesät wird im Herbst oder Frühjahr in leicht feuchte Erde, dabei sollte die Erdkrume eine lockere Struktur haben. Da die Kamille ein Lichtkeimer ist, dürfen die Samen nur leicht angedrückt werden. Setzlinge pflanzt man am besten im Abstand von 20 bis 30 Zentimeter, damit die Pflanzen sich verzweigen können.

Aromatische Düfte wirken auf andere Lebewesen manchmal abschreckend. Der Duft von Kamille im Garten hält zum Beispiel Nematoden oder Fadenwürmer in der Umgebung ab.

Die Kamille in der Küche

Schönheit verpflichtet. Die frischen Blüten der Echten und der Römischen Kamille werden in der Küche gern als Garnitur verwendet, besonders für Süßspeisen, Desserts oder Quarkspeisen. Sie verfeinern aber auch den Geschmack von Suppen und Saucen und geben Obstessig eine besondere Note.

Mit Kamillenöl können Sie Frischkostsalaten einen ausgefallenen Touch geben. Dazu werden frische oder getrocknete Blüten in ein verschließbares Glas gegeben und mit Olivenöl bedeckt. Einige Tage stehen lassen, abfiltern und bis zur Verwendung in eine dunkle Flasche abfüllen.

Ein wunderbarer Gartenschmuck

Die verschiedenen Kamillenarten eigen sich auch hervorragend, um Zier- und Steingärten oder auch größere Flächen zu bepflanzen. Sie verlangen kaum Pflege und blühen den ganzen Sommer über. Die Färberkamille mit ihren großen, goldgelben Margeritenblüten setzt Farbakzente in Staudenbeeten oder naturbelassenen Gartenteilen. Die Römische Kamille mit ihren vollen, weißen Blüten ist als grüner, dichter Bodendecker beliebt; sie ist winter-

Botanische Merkmale, Verbreitung und Anbau

hart und mehrjährig. Die Strandkamille blüht bis in den Oktober hinein und ist auch als Schnittblume in der Vase lange haltbar. Und die Echte Kamille erfreut im Garten nicht nur durch ihren Nutzen als Heilpflanze, sondern auch durch ihren Duft und ihre filigrane Erscheinung.

Anbau und Verarbeitung der Kamille

Die Umgebung der Landeshauptstadt Erfurt gilt als der Garten Deutschlands. Neben Blumen-, Gemüse- und Samenzucht wird hier der Anbau von Kamille betrieben.

Getrocknete Kamillenblüten als Handelsware stammen heute überwiegend aus agrikulturellem Anbau. Weltweit größter Abnehmer ist Deutschland. Ob vielleicht deshalb die Echte Kamille auch als deutsche Kamille bezeichnet wird? Das wohl nicht, aber die außerordentliche Wertschätzung der Kamille hat sich hierzulande seit Jahrhunderten gehalten. In keinem anderen Land der Welt wird soviel Kamillentee getrunken. Die importierten Kamillenblüten stammen vor allem aus Argentinien, Ägypten, Bulgarien und Ungarn.

Heimische Anbaugebiete

Auch in Deutschland wird die Kamille zu Heilzwecken angebaut, so in Hessen und in Thüringen. In Thüringen liegen die größten deutschen Kamillenfelder. Von dort stammen 80 Prozent der in Deutschland erzeugten Kamille. Die einheimische Kamille zeichnet sich durch einen besonders hohen Gehalt an ätherischen Ölen aus. Der Ölgehalt und die Zusammensetzung des ätherischen Öls ist ein Produkt des pflanzlichen Stoffwechsels und wird von vielen Faktoren wie Klima, Bodenbeschaffenheit und Lichteinwirkung beeinflusst.

Vor allem in Europa versucht man, durch Züchtung besonders ertragreiche Sorten mit großen Blütenköpfen und hohem Ölgehalt zu gewinnen. Solche Züchtungen mit einem möglichst gleichbleibenden Gehalt der wesentlichen Inhaltsstoffe sollen eine konstante Qualität der Kamillen-Arzneimittel und -Kosmetika sicherstellen.

Ein Heilkraut als Wirtschaftsfaktor

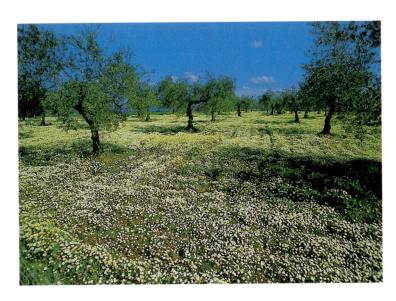

Die genügsame Kamille liebt sonnenreiche Plätze und wächst fast überall in Europa.

Ernte und Trocknung

In einigen Anbauländern werden die Kamillenblüten noch per Hand geerntet – ein sehr aufwendiges, aber das beste Verfahren, da wirklich nur die Blütenköpfe gepflückt werden. Ein einfaches Hilfsmittel, die Handarbeit zu vereinfachen, ist der so genannte Kamillenpflückkamm, an dem ein Sammelbehälter befestigt ist.

Großflächige Anbaugebiete werden heute mit Erntemaschinen befahren. Dabei verbleiben allerdings an den Blüten noch Stielreste. Für den normalen Filterbeuteltee aus dem Supermarkt, an den keine besonderen medizinischen Ansprüche gestellt werden, wird das ganze Kamillenkraut verarbeitet.

Nach der Ernte werden die Kamillenblüten getrocknet. Das geschieht entweder im Freien, in so genannten Drogenschuppen, oder auf künstliche Weise durch Warmluft. Die natürliche Trocknung dauert etwa fünf Tage, die künstliche acht Stunden. Dabei muss ein erheblicher Gewichtsschwund in Kauf genommen werden: Von einer Tonne Frischblüten bleiben nur rund 200 Kilogramm getrocknete Blüten übrig. Verpackt in Kartons, Kisten oder (im Idealfall) Jutesäcken gelangt die Ware schließlich in den Handel.

Die Kamille gedeiht bei uns nur von Mai bis September im Freien. Wer sich also das ganze Jahr hindurch versorgen will, wird gern auf Importware aus dem Süden zurückgreifen.

Botanische Merkmale, Verbreitung und Anbau

Das blaue Azulen, oder genauer Chamazulen, ist der Hauptwirkstoff der Kamille. Die weiteren heilkräftigen Bestandteile sind Abkömmlinge von Cumarin und Bitterstoffe.

Tee, Öl, Extrakte und Tinkturen

Für die Verarbeitung der Kamille als Arzneimittel gelten bestimmte Qualitätsanforderungen, die im Deutschen Arzneibuch niedergelegt sind. Diese Anforderungen gelten für Kamillenblüten, Kamillenöl und Kamillenzubereitungen wie Extrakte. Danach muss ein Arzneitee aus Kamillenblüten mindestens 0,4 % blaues, ätherisches Öl enthalten sowie eine entsprechende Verpackung aufweisen, die Anwendung und Dosierung nennt.

Das blaue Kamillenöl – eine Kostbarkeit

Ätherische Öle werden durch Wasserdampfdestillation gewonnen. Wegen ihrer komplexen Zusammensetzung aus oft mehr als 100 Einzelsubstanzen haben sie ein breites Einsatzspektrum, zum Beispiel als natürliche Aromastoffe in der Lebensmittel- und Kosmetikindustrie. Das Kamillenöl wird hingegen fast ausschließlich pharmazeutisch genutzt.

Es gibt eine Vielfalt pharmazeutischer Produkte.

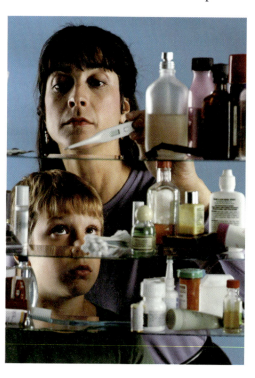

Ätherisches Kamillenöl wird aus frischen oder getrockneten Kamillenblüten gewonnen. Aufgrund des aufwendigen Verfahrens und der geringen Ausbeute ist reines Kamillenöl sehr teuer und wird daher häufig mit billigeren Ölen und Essenzen gestreckt und verfälscht. Die Kontrolle der Qualität ist schwierig, da die Hersteller keine Angaben über den Gehalt der Ausgangsdroge und das Herstellungsverfahren machen müssen. Bei einer Untersuchung von 40 als echt angebotenen Kamillenölen erwiesen sich 33 als verfälschte Produkte.

Extraktionsverfahren

Neben der so genannten Apothekerkamille gibt es noch die Industriekamille, die zur Herstellung von Extrakten und Tinkturen verwendet wird. Ein Kamillenextrakt ist ein Pflanzenauszug, der alle wichtigen Inhaltsstoffe der Kamille enthält. Dazu wird in der Regel ein Gemisch aus Alkohol und Wasser als Lösungsmittel verwendet. Um eine konstante Qualität zu sichern, ist eine hochwertige Ausgangsdroge und eine effektive Extraktionsmethode erforderlich. Jeder Hersteller hat hier sein eigenes Verfahren und versucht, es durch Patente abzusichern. Heute gibt es mehrere alkoholische Kamillenextrakte im Handel. Das älteste Präparat ist Kamillosan, es ist bereits seit 1921 eingeführt.

Auch der so genannte Instanttee ist ein Extrakt. Bei diesem Trockenextraktionsverfahren wird das lösliche Teepulver in wenigen Sekunden getrocknet. Dadurch bleiben die einzelnen Substanzen der Ausgangsdroge gut erhalten. Ein anderes Verfahren ist die Gefriertrocknung, die ähnlich gute Ergebnisse liefert.

Kamillenextrakte sind allein oder in Kombination Bestandteil von mehr als hundert zugelassenen Fertigarzneimitteln.

Tinkturen sind Pflanzenauszüge auf rein alkoholischer Basis. Da sie hochprozentigen Alkohol enthalten, sind sie in der Regel – und meistens auch nur verdünnt – zur äußerlichen Anwendung gedacht.

Instanttees werden durch Auflösung des pflanzlichen Gewebes, Eindickung, Trennverfahren und Trocknung hergestellt. Nach Zusatz von Wasser sind sie sofort wieder genussfertig.

Spitzenreiter Kamille

Es gibt einen eindeutigen Trend in der Bevölkerung zu Pflanzenheilmitteln. Ein Meinungsforschungsinstitut hat in einer repräsentativen Umfrage herausgefunden, dass Frauen mit 79,4 Prozent mehr Vertrauen in die Phytotherapie setzen als Männer mit 65,7 Prozent. Auf die Frage »Welche Arzneimittel kennen Sie« konnten alle Befragten spontan mindestens eine Pflanze nennen. Absoluter Spitzenreiter in der Kenntnis über die Wirkung von Heilpflanzen war die Kamille. Entsprechend der hohen Akzeptanz und der guten Erfahrungen mit Heilpflanzen sprachen sich fast alle Befragten dafür aus, die pflanzlichen Arzneimittel den synthetischen gleichzusetzen und durch die Krankenkassen erstattungsfähig zu machen.

Was alles in der Kamille steckt

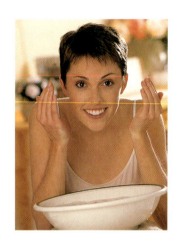

Mehr als nur eine Heilpflanze: Der Anwendungsbereich der Kamille ist größer als vielfach angenommen.

Die Kamille ist ein uraltes Volksheilmittel. Schon im Altertum bereitete man aus den gelben Blütenköpfchen Kamillentee, der gegen Magenschmerzen und Krämpfe, Fieber und Gallenleiden half. Die Urväter der Medizin – Hippokrates und Dioskurides – haben bereits mit Kamille geheilt, und schon damals wusste man aus den zarten, duftenden Blüten auch Salben und Tinkturen herzustellen. Um das Jahr 1500 haben arabische Ärzte aus den gelben Blüten ein tiefblaues Öl herausdestilliert und damit Wunden desinfiziert und geheilt. Aus den Kräuter- und Arzneibüchern des 16. und 17. Jahrhunderts war die Kamille nicht wegzudenken, denn sie erfreute sich bei der Bevölkerung großer Beliebtheit und wurde nahezu gegen jede Art von Beschwerden empfohlen.

Das Geheimnis des blauen Kamillenöls

Viele ätherische Öle setzen sich in komplizierter, Weise zusammen. Bei der Kamille wird die Essenz durch Wasserdampfdestillation aus den Blüten gewonnen. Blaues Kamillenöl riecht scharf süß und aromatisch pflanzlich.

Der wichtigste Bestandteil der Kamille ist das ätherische Öl. Es gibt kaum Pflanzen, die überhaupt kein ätherisches Öl enthalten, aber in der Pflanzenheilkunde interessieren nur die Heilkräuter, die besonders reich an diesen Duftölen sind. Je nach Zusammensetzung dieser Öle besitzen die Pflanzen unterschiedlich ausgeprägte Heilwirkungen.

Ätherische Öle sind in der Regel farblos und oft aus über hundert verschiedenen Einzelsubstanzen zusammengesetzt. Um so größer war das Erstaunen in frühen Zeiten, als man aus der Kamille ein Öl mit einer schönen blauen Farbe gewann. Das hat sicher die Wertschätzung für die Kamille und ihre geheimnisvollen Heilkräfte gestärkt. Doch erst Mitte des 18. Jahrhunderts hat ein französischer Chemiker namens Piesse die blaue Substanz des Kamillenöls, das Chamazulen, als einen der wichtigsten Bestandteile des ätherischen Öls isoliert.

Es dauerte dann aber noch hundert Jahre bis man entdeckte, dass Chamazulen ursprünglich überhaupt nicht in der Kamillenblüte enthalten ist. Es entsteht erst bei der Wasserdampfdestillation aus einem anderen Inhaltsstoff des ätherischen Öls, dem Matricin. Aus diesem Umweg erklärt sich auch, dass man aus gelben Blüten kein gelbes Öl, sondern in diesem Fall blaues Öl gewinnt.

Neben dem Chamazulen hat man als weitere wichtige Substanz im Kamillenöl Bisabolol identifiziert. Die Bisabolole des ätherischen Kamillenöls werden zu den Terpenen gerechnet, die für bestimmte Vorgänge im Körper wichtig sind.

Das blaue Kamillenöl lässt sich in der Aromatherapie mit den Duftessenzen des Lavendels, der Melisse oder mit Neroli, dem ätherischen Öl der Orange, mischen.

Bioaktive Substanzen – die inneren Werte

Die sekundären Pflanzenstoffe, auch als Biostoffe oder bioaktive Substanzen bezeichnet, stehen heute im Mittelpunkt des Interesses. Ernährungswissenschaftler, Mediziner und Pharmakologen haben schon tausende dieser Substanzen isoliert und auf ihre medizinische Wirkung analysiert. Fest steht, dass alle Pflanzen bioaktive Stoffe produzieren, die unsere Gesundheit beeinflussen, also nicht nur Heilpflanzen sondern auch Obst und Gemüse, Blumen, Bäume und Sträucher.

Was sind nun sekundäre Pflanzenstoffe? Es sind chemische Verbindungen, die als Abfallstoffe beim pflanzlichen Stoffwechsel entstehen und gespeichert werden. Sie haben vielfältige Funktionen. Sie sind Lockmittel für Insekten und Abwehrmittel gegen Schädlinge. Sie bewirken die Farben und den Duft der Blüten, den Geschmack und das Aroma der Früchte. Sie können bitter oder süß, giftig oder heilsam sein.

> **Kamillenblüten – eine wirksame Droge**
>
> In der Pharmazie bezeichnet man getrocknete Heilpflanzen oder die wirksamen Teile dieser Pflanzen als Droge. Da bei der Kamille nur die Blüten verwendet werden, lautet also die Droge in diesem Fall »Kamillenblüten« oder lateinisch Matricariae Flos, früher auch Flores Chamomillae. Die Bezeichnung »Droge« hat also nichts mit der heutigen Bedeutung als Rausch- oder Suchtmittel zu tun. Die Kaufleute, die mit solchen Arzneistoffen handelten, nannte man schon im 16. Jahrhundert Drogisten. In machen Ländern werden auch heute noch die Apotheker so genannt.

Terpene – die Duftmarken

Die aus fünf Kohlenstoff- und acht Wasserstoffeinheiten bestehenden Terpene finden sich in ätherischen Ölen, Pflanzenharzen und Balsamen, also pflanzlichen Sekreten.

Die ätherischen Öle sind die Duftnote der Pflanzen. Eine Blume, eine Blüte eines Baumes oder Strauches können wir an ihrem Duft erkennen. Charakteristisch für ihren Duft ist zum Beispiel die Rose. Viele Gewürze wie Kümmel, Thymian, Wacholder oder Basilikum haben einen besonders hohen Anteil an ätherischen Ölen und strömen einen starken würzigen Duft aus. Wer ab und zu mit der Hand über einen Lavendelstrauch streicht, trägt den typischen Lavendelduft mit sich fort. Und auch Heilpflanzen wie die Kamille enthalten viel ätherische Öle. Doch die Öle sind nur die Trägerstoffe. Für den typischen Geruch und das Aroma einer Blüte oder Frucht sind die so genannten Terpene verantwortlich. Und diese Kohlewasserstoffverbindungen haben wiederum eine gesundheitsfördernde Wirkung.

Eine Substanz als Multitalent

Die Terpene der Kamille wirken hauptsächlich entzündungshemmend und krampflösend. Sie fördern die Wundheilung und hemmen das Wachstum von Bakterien und Pilzen. Außerdem üben sie eine schützende Wirkung auf die Schleimhäute aus. Die

Verschiedene Kohlenwasserstoffe

terpenhaltigen ätherischen Öle wirken lindernd und heilend bei Magen-Darm-Beschwerden, Erkrankungen der Mundhöhle, des Rachens und der Bronchien und überall an den Schleimhäuten unserer Organe. Sie haben einen günstigen Einfluss auf die Fettverdauung und wirken zuverlässig bei Blähungen und Koliken.

Besonders gut untersucht ist der Wirkstoff Bisabolol, der in manchen Kamillensorten einen Anteil von nahezu 50 Prozent im ätherischen Öl erreicht. In zahlreichen Tierversuchen ist die entzündungshemmende Wirkung belegt. Bei Hautverbrennungen verkürzt die Substanz die Heilungsdauer und verstärkt die Durchblutung der Haut. Bei Verletzungen wird die Wundheilung und die Neubildung des Bindegewebes gefördert. Auch als fiebersenkendes Mittel hat sich Bisabolol erwiesen.

Andere magenwirksame Pflanzen neben der Kamille sind Bärlauch, Dill, Knoblauch, Liebstöckel, Odermennig, Tausendgüldenkraut und Wegwarte.

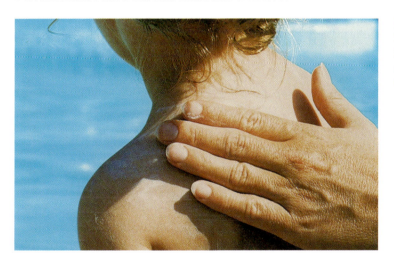

Kamille wirkt antiseptisch und kühlend bei Sonnenbrand. Sie ist deshalb in vielen Sonnencremes enthalten.

Hilfreich bei Magengeschwüren

Von großer Bedeutung sind auch tierexperimentelle Untersuchungen, die eine hohe Wirksamkeit der Kamilleninhaltsstoffe bei Erkrankungen des Magen-Darm-Traktes nachgewiesen haben. Bei durch Stress und Alkohol verursachten Magengeschwüren konnte die Geschwürbildung deutlich gehemmt und eine Abheilung beschleunigt werden. Darüber hinaus zeigte sich eine deutliche Schutzwirkung gegen die Bildung von Geschwüren. Experten gehen davon aus, dass neben dem ätherischen Öl auch andere Inhaltsstoffe an diesem Prozess beteiligt sind, indem sie die natürliche Schutzfunktion der Schleimhaut, die den Magen innen auskleidet, verstärken.

Ein Wohlgeruch, der schnell verduftet

Ätherische Öle haben allerdings einen Nachteil: Es sind äußerst flüchtige Substanzen. Daher geht ein Großteil der Inhaltsstoffe bei einem Teeaufguss verloren. Fachleute gehen davon aus, dass in einer Tasse Kamillentee höchstens noch 15 Prozent des ursprünglich in den Blüten enthaltenen ätherischen Öls vorhanden ist. In ausreichender Menge sind diese Substanzen nur in einer alkoholischen Extraktform aus Kamillenblüten enthalten, die man als Fertigpräparat in der Apotheke kaufen kann.

Da aber die Heilwirkung der Kamille auch im Teeaufguss erhalten bleibt, vermuteten die Wissenschaftler noch weitere Inhaltsstoffe, die über ähnliche Eigenschaften wie das ätherische Öl verfügen müssten, sich aber nicht in die Luft verflüchtigen. Bei ihrer Suche stießen sie auf die Flavonoide.

Flavonoide – heilende Farbstoffe

In der Kamille liegt eine Mischung von Flavonoiden im Pflanzensaft vor. Die wichtigsten Komponenten sind Apigenin und Querzetin.

Flavonoide oder Flavone sind ebenfalls sekundäre Pflanzenstoffe. Es sind die Farb- und Gerbstoffe der Pflanzen. Sie haben eine Lockfunktion durch die Farbe der Blüten und reifen Früchte und eine Abwehrfunktion gegen Schädlinge. Flavonoide kommen in fast allen Pflanzen vor, allerdings in unterschiedlicher Art und Menge. Besonders reich ist unsere heimische Kamille an den beiden Flavonoiden Apigenin und Querzetin.

Für die Flavonoide der Kamille ist eine entzündungshemmende, krampflösende und blähungsmindernde Wirkung im Verdauungstrakt nachgewiesen worden. Die Kamillen-Flavone bewirken auch die heilenden Effekte bei entzündlichen Hauterkrankungen. Und man weiß, dass sie bei Herz- und Kreislaufstörungen helfen und gegen Viren, Bakterien und Pilze wirksam sind. In Tierversuchen hat man auch einen Einfluss auf die Tumorhemmung nachgewiesen; wahrscheinlich spielt dabei eine antioxidative Wirkung der Substanz eine Rolle. Da Flavonoide wasserlöslich und hitzestabil sind, bleibt ihre Wirkung auch bei Teezubereitungen der Kamille vollständig erhalten.

Schleimstoffe – auch nicht zu verachten

Schließlich hat man noch eine dritte Stoffgruppe in den Kamillenblüten identifiziert, die erheblich zur Gesamtwirkung dieser Heilpflanze beiträgt. Es sind die Schleimstoffe, die etwa zehn Prozent der Inhaltsstoffe der getrockneten Blüten ausmachen. Die Pflanzenschleimstoffe wirken reizmildernd und entzündungshemmend, bei äußerlicher und innerer Anwendung. Sie bilden einen Schutzmantel um die Schleimhäute und bewahren sie vor reizauslösenden Stoffen. Dadurch klingen Entzündungen leichter ab. Die Schleimstoff der Kamille sind reich an Mineralstoffen und haben in Laboruntersuchungen eine die Abwehrkraft steigernde Wirkung gezeigt, indem sie die Fresszellen des Immunsystems zu vermehrter Aktivität anregten.

Muzine oder Schleimstoffe sind Eiweiße, die auch im menschlichen Blut, im Speichel und als Schmierstoffe in Gelenken vorkommen.

Weitere Wirkungen

Aus Erfahrung wusste man schon längere Zeit, dass Kamillenzubereitungen auch bei Infektionen mit Bakterien, Pilzen und anderen Mikroorganismen wirksam sind. Diese Effekte sind inzwischen durch experimentelle Untersuchungen bestätigt worden. Die antibakterielle Wirkung wurde gegen eine Vielzahl von Keimen nachgewiesen, wobei die Kamille sowohl keimabtötende (bakterizide) als auch die Vermehrung von Bakterien hemmende (bakteriostatische) Eigenschaften aufweist. Bedeutsam ist ferner,

Was alles in der Kamille steckt

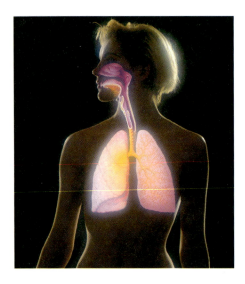

Inhalationen mit Kamille sind besonders gut für den Bereich der oberen Luft- und Atemwege.

dass die Kamille offensichtlich in der Lage ist, die giftigen Ausscheidungsprodukte (Toxine) von Bakterien zu neutralisieren. Das ist insbesondere für solche Gifte nachgewiesen, die für Entzündungen der oberen Luftwege und der Nasennebenhöhlen verantwortlich sind. Eine Bestätigung also für die gute Wirksamkeit von Kamillen-Inhalationen bei Erkältungen.

Auch bei Hautpilzen und dem gefürchteten Candida albicans, der besonders die Schleimhäute des Mundes, des Darms und der Genitalien befällt, konnte mit Kamille spürbare Erleichterungen erreicht werden. Diese Wirkungen sind zwar nicht so effektiv wie die der synthetischen Mittel, doch bei leichteren Erkrankungen sind immer Heilmittel vorzuziehen, die keine Nebenwirkungen haben – wie die Kamille.

Das Zusammenspiel der Heilkräfte

In Expertenkreisen ist man sich einig: Nur das Zusammenwirken aller Inhaltsstoffe der Kamille ist von Bedeutung.

Die Heilwirkung verschiedener Inhaltsstoffe der Kamille hat die Forschung heute nachgewiesen und damit viele aus der Erfahrung gewonnene Erkenntnisse der Volksmedizin bestätigt. Trotzdem hat es sich nicht als sinnvoll erwiesen, bestimmte Inhaltsstoffe zu isolieren und dann konzentriert anzuwenden. Denn die Experten sind sich darüber einig, dass nur das Zusammenspiel der einzelnen sich ergänzenden Inhaltsstoffe für die überragende Heilwirkung der Kamille verantwortlich ist. So sind, wie wir gesehen haben, für die krampflösende Wirkung nicht nur das ätherische Öl sondern auch Flavonoide verantwortlich.

Die Inhaltsstoffe der Kamille haben nachgewiesenermaßen folgende Heilkräfte. Sie

- hemmen und beseitigen Entzündungen.

Ein Mosaik von Heilfaktoren

- wirken gegen Krämpfe in Magen und Darm.
- beseitigen Blähungen.
- unterstützen die Schutzfunktion der Schleimhäute.
- können Magengeschwüren vorbeugen und sie abheilen helfen.
- beschleunigen die Wundheilung.
- fördern die Neubildung von Bindegewebe.
- heilen Hauterkrankungen.
- wirken gegen Pilze und Bakterien.
- helfen bei Menstruationsbeschwerden.
- wirken entspannend und Schlaf fördernd.

Den Duft der Römischen Kamille beschreiben die meisten als weniger intensiv, sanfter. Die echte Kamille enthält viel mehr Azulen, wirkt also durchgreifender. Die Römische Kamille übt ihren Einfluss in subtiler Weise aus.

Es kann durchaus sinnvoll sein, für bestimmte Anwendungen – zum Beispiel äußere Entzündungen – einen Kamillenfertigextrakt in der Apotheke zu kaufen. Man ist dann sicher, ein standardisiertes Präparat zu haben, das sich einfach und sicher dosieren lässt.

Aber es ist zu empfehlen, beim Kauf von Fertigpräparaten dem Apotheker mitzuteilen, wogegen Sie ein Kamillenpräparat anwenden möchten. Denn es gibt Lösungen, Salben und Extrakte als Fertigprodukte. Zu beachten ist auch, dass sich das Präparat einfach anwenden lassen sollte.

Was kann die Römische Kamille?

In Ländern wie Frankreich, England und Belgien wird in der Therapie bevorzugt die Römische Kamille eingesetzt. Sie wird für die gleichen Indikationen verwendet wie bei uns die Echte Kamille, obwohl sie mit dieser nicht verwandt ist und auch die Inhaltsstoffe unterschiedlich sind. Auch die Römische Kamille wirkt entzündungshemmend und krampflösend, allerdings sind diese Wirkungen schwächer ausgeprägt. Wegen ihres hohen Gehalts an Bitterstoffen, die den Appetit anregen und die Verdauung fördern, wird sie oft Kräuterlikören und Magenbittern zugesetzt. Die Römische Kamille, auch Römerkamille genannt, ist pharmakologisch nicht so gründlich erforscht wie die Echte Kamille.

Heilen mit Kamille

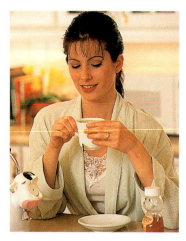

Die Kamille wird in Privathaushalten vor allem in Teeform genutzt.

Die Kamille ist universell einsetzbar wie kaum eine andere Heilpflanze. Dabei bleibt die Wirkung ihrer Inhaltsstoffe bei jeder Zubereitungsart erhalten – wenn auch in unterschiedlicher Intensität. Wer weiß nicht aus eigener Erfahrung, wie wohltuend ein Kamillentee wirkt. Er beruhigt den Magen bei Übelkeit und Erbrechen, nimmt das üble Aufstoßen oder Sodbrennen, er lindert Gallenbeschwerden, wirkt bei Koliken und hilft gegen Verstopfung. Frauen schätzen Kamillentee bei menstruellen Beschwerden, da er Krämpfe löst und entspannend wirkt. Und schließlich ist er für manche Menschen einfach ein wohlschmeckendes Getränk.

Eine nützliche Alleskönnerin

Ein Briefing für die Kamille in der Hausapotheke: Blüten als Tee gegen Darmstörungen, Blähungen, Koliken; äußerlich zu entzündungsmindernden Umschlägen; Kopfdampfbäder gegen Stockschnupfen.

Der Teeaufguss ist sicher die bekannteste Methode, um die heilende Wirkung der Kamille zu nutzen. Doch es gibt eine Fülle von Arznei- und Pflegemitteln, die die heilenden Inhaltsstoffe von Kamillenblüten enthalten: Extrakte, Lösungen und Tinkturen, Sprays, Cremes oder Badezusätze. Das Praktische an der Kamille ist, dass man zwar fertige Mittel kaufen, sie aber auch problemlos selbst herstellen kann.

Alle Zubereitungsarten dieser Heilpflanze dienen dem Zweck, Entzündungen und Wunden zu heilen, Schmerzen zu lindern oder Körper und Seele zu entspannen. Sehr geeignet ist die Kamille zur Inhalation, zum Beispiel bei hartnäckigen Atemwegserkrankungen. Als Spray ist sie zur Behandlung von akutem und chronischem Schnupfen und bei Nasennebenhöhlenentzündungen zu empfehlen. Die Kamille besitzt aber auch eine nicht zu unterschätzende Wirkung gegen Bakterien und Pilze. Sie ist ein altes Hausmittel zur Intimpflege, da ihre Inhaltsstoffe beruhigend auf die Schleimhäute wirken. Kamille ist aber auch das beste Einzelkraut gegen Kopfschmerzen und allergische Reaktionen der Augen. Als Kompresse, aufgetragen oder als Einreibung hat sie sich seit altersher hervorragend gegen Beschwerden nach Insektenbissen und –stichen bewährt.

Kamille auch für Kinder und Heranwachsende

Die in der Kamille enthaltenen Öle sind ideal für zarte Babyhaut, denn sie verursachen keine allergischen Reaktionen und heilen Kratzstellen. Bei Kindern ist Kamille ein wirksames Mittel gegen Schlaflosigkeit, mangelnden Appetit, Unruhe und Alpträume, Zahnschmerzen und Juckreiz. Babys kann man Kamillentee gegen Blähungen problemlos in die Flaschennahrung geben. Sie hat natürlich auch stets den Vorteil eines angenehmen, milden Aromas und ist ohne ausgeprägten Beigeschmack. So ist besonders für Kinder gesüßter Kamillentee ein ideales Therapeutikum.

Doch nicht nur Kinder, auch Erwachsene können dankbar sein, dass es das heilende Kraut Kamille gibt. Für junge Mädchen,

Bei kleinen Kindern kann man verklebte Wimpern und Lidränder mit Kamillenlösung säubern. Auch Haustiere, etwa zottige Hunderassen, lassen sich entsprechend behandeln.

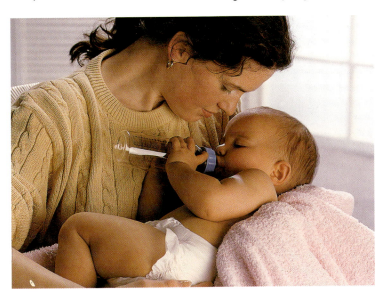

Kamillentee schmeckt Babys nicht nur, er hilft auch besonders gut gegen Blähungen.

die oft besonders unter den Beschwerden ihrer Monatsregel leiden, ist sie geradezu ein Segen. Sie löst, als Tee genossen, nicht nur die Krämpfe; sie reinigt auch innerlich und äußerlich, was für eine Frau in diesen Tagen besonders wichtig ist. Die Kamille fördert die Durchblutung und beruhigt. Wer häufig unter Magenbeschwerden leidet, kann einen rebellierenden Magen sehr effektiv mit einer Tasse warmem oder kaltem Kamillentee beruhigen.

Kamille bei Magen- und Darmkrankheiten

Die Tee-Zwieback-Kur bietet sich für einen überreizten Verdauungstrakt an. Ein Tag, an dem man nur Kamillentee und das Leichtgebäck zu sich nimmt, hilft gegen Störungen im unteren Teil des Rumpfs.

Bei akuten und chronischen Magen- und Darmbeschwerden wird die Kamille innerlich angewendet, also als Tee zubereitet und in kleinen Schlucken zügig getrunken – sozusagen die klassische Anwendungsmethode der Kamille.

Die Inhaltsstoffe der Kamillenblüten wirken in starkem Maß entzündungshemmend, krampflösend und antiseptisch und haben eine schützende Wirkung vor der Entstehung von Geschwüren in den Schleimhäuten, so auch der Magen- und Darmschleimhaut.

Am wirksamsten ist Kamillentinktur. Nehmen Sie davon täglich nach den Mahlzeiten 10 bis 15 Tropfen ein. Die Anwendungsdauer sollte mindestens vier Wochen betragen.

Reizmagen – nervöser Magen

Wer kennt den Ausspruch nicht »Mir ist das auf den Magen geschlagen« oder »Das liegt mir schwer im Magen«. Seelische Probleme, körperlicher und psychischer Stress, Ärger, Frust und auch Freude lassen den Magen oft gereizt reagieren. Magen und Psyche stehen in enger Wechselbeziehung zueinander, denn die Magenfunktion, die Muskelbewegungen der Magenwand und die Bildung des Magensaftes werden über das vegetative Nervensystem gesteuert. Geht es also in unserem Leben turbulent zu, wird die Funktion des Magens stark beeinflusst – und meistens negativ. Wer unter einem nervösen Magen leidet, hat es sicher bereits einmal erlebt, dass soeben Gegessenes wieder erbrochen wird. Das weist darauf hin, dass die Magennerven rebellieren und unbedingt beruhigt werden müssen. Pillen sind da in der Regel nicht geeignet – aber ein heilsamer Kamillentee. Er sollte allerdings nicht zu stark angesetzt und auch möglichst ungesüßt getrunken werden.

Magenschleimhautentzündung

Eine akute Gastritis ist eine plötzliche und neu auftretende Magenschleimhautentzündung. Sie ist meistens Folge einer chronischen Reizung des Magens etwa durch starken Alkoholkonsum und Zigaretten, manche Medikamente, zum Beispiel Aspirin, oder durch den Verzehr von verdorbenen Nahrungsmitteln. Auch ständiger starker Stress führt bei vielen Menschen über kurz oder lang zu einer Gastritis.

Wer Probleme nicht angeht, sondern in den Bauch packt, sollte auch stets ein Päckchen Kamille in der Nähe haben.

Bakterielle Magenschleimhautentzündung

Seit einiger Zeit weiß man, dass ein bestimmtes Bakterium namens Helicobacter pylori Magenschleimhautentzündungen verursacht. Das Bakterium fand man in Gewebsproben.

Sollte diese Bakterieninfektion bei Ihnen vorliegen, lindert ein Kamillentee zwar die Beschwerden etwas, doch zum völligen Auskurieren müssen Sie sich in ärztliche Behandlung begeben.

Kamille bei Gastritis

Bei einer Gastritis kommt es durch die Entzündung der Magenschleimhaut zu Veränderungen der oberen Zellschicht und somit zu Veränderungen des Magengewebes. Die typischen Beschwerden wie Magendruck, Übelkeit, Blähungen oder saures Aufstoßen bis hin zu krampfartigen Schmerzen im rechten Oberbauch unmittelbar nach dem Essen sowie Erbrechen sollte man ernst nehmen, denn eine Magenschleimhautentzündung kann schlimme Folgen haben.

Heilen mit Kamille

Bei stärkeren Magenleiden hilft ein Kaltauszug der Kamille besser, denn er enthält mehr Schleimstoffe. Die Blüten bleiben hierfür drei Tage in 20 Grad warmem Wasser, werden abgeseiht, die Flüssigkeit wirkt als Heiltrunk.

Zunächst sollte man den Konsum von Zigaretten und Alkohol einstellen und die Einnahme von Schmerzmitteln möglichst vermeiden. Aspirin dürfen sie bei einer Gastritis auf keinen Fall schlucken. Abgesehen davon, dass man bei stets wiederkehrenden Beschwerden dieser Art unbedingt einen Arzt aufsuchen sollte, wirkt eine Behandlung mit Kamillentee schmerzlindernd, denn die Inhaltsstoffe der Kamille wirken hemmend auf die Entzündung. Liegt der Gastritis eine Virus- oder eine bakterielle Entzündung zugrunde, kann die bakterienabtötende, antiseptische und geschwürschützende Wirkung der Kamille Wunder wirken, wenn man die Teekur rechtzeitig beginnt. Regelmäßig jeden Tag eine bis zwei Tassen Kamillentee können vorbeugend wirken, damit sich aus einer Gastritis nicht ein Magengeschwür entwickelt. Wer zu Magenschleimhautentzündungen neigt sollte sich angewöhnen, regelmäßig Kamillentee zu trinken.

Die Kamillentee-Rollkur

Wer an einer chronischen Magenschleimhautentzündung oder einem Zwölffingerdarmgeschwür leidet, darf nicht zur Selbstbehandlung greifen, sondern gehört in ärztliche Behandlung. Der Arzt wird dann die entsprechende Therapie veranlassen. Viele Ärzte empfehlen aber zur unterstützenden Behandlung die regelmäßige Anwendung von ungesüßten Kamillentees, da sie die anderen Behandlungsmethoden, vor allem einzunehmende Medikamente, nicht negativ beeinflussen. Bei diesen beiden Geschwürarten ist daher durchaus auch eine Rollkur mit Kamillentee (siehe Seite 102) sinnvoll und wird auch von vielen Ärzten verordnet.

Chronische Magenschleimhautentzündung

Eine chronische Gastritis verursacht nicht immer Beschwerden. Häufige Appetitlosigkeit, Druck- und Völlegefühl nach den Mahlzeiten, gelegentlich auch eine Abneigung gegen bestimmte Speisen weisen auf diese Krankheit hin. Unter einer chronischen

Magenschleimhautentzündung leiden oft ältere Menschen. Ursache ist oft eine altersbedingte Rückbildung der Magenschleimhaut. Meistens weiß der Betroffene, dass er an einer chronischen Gastritis leidet; in solchen Fällen sollte der Kamillentee auf dem täglichen Speiseplan nicht fehlen.

> ### Kamille bei Speiseröhrenentzündung
>
> Bei schmerzhaften Entzündungen der Speiseröhre lindert Kamillenextrakt die Schmerzen und beschleunigt die Heilung. Eine Speisenröhrenentzündung entsteht am häufigsten durch Mageninhalt, der in die Speiseröhre zurückfließt, oder durch lang andauernde Einnahme von schleimhautschädigenden Medikamenten. Weitere Ursachen sind Verätzungen, zu heiße oder zu scharfe Speisen und hochprozentige Alkoholika.

Blähungen, Völlegefühl und Sodbrennen

Blähungen können vielerlei Ursachen haben. Meistens sind es Nahrungsmittel, die Probleme bei der Verdauung bereiten. Zu hastiges Essen, falsche Ernährung und Verstopfung führen zu Blähungen, bei denen übelriechende Gase abgehen. Gefördert werden Blähungen durch mangelnde Bewegung. Ursache können aber auch Erkrankungen der Leber, der Galle und der Bauchspeicheldrüse sein.

Bei Blähungen empfiehlt es sich, zunächst vor allem auf stark blähende Nahrungsmittel wie Hülsenfrüchte und ganz frisches Brot zu verzichten. Kamillentee aus Blüten oder dem Extrakt Kamillosan kann die Beschwerden rasch lindern. Das hat auch eine Untersuchung an über 100 Patienten bestätigt, die an Magendrücken, Völlegefühl, Aufstoßen, Sodbrennen, Appetitlosigkeit, Brechreiz oder Erbrechen litten, ohne dass eine organische Ursache gefunden werden konnte. Nach einer sechswöchigen Behandlung mit Kamillosan waren die Symptome völlig beseitigt. Dabei kam es in keinem einzigen Fall zu Nebenwirkungen oder Unverträglichkeiten.

Da der Verdauungstrakt ein »Gewohnheitstier« ist, nimmt er jede Unregelmäßigkeit übel. Um Magen- und Darm im Rahmen zu halten, sollten Sie den Stauraum und die Transportwege durch Kamille rhythmisieren.

Heilen mit Kamille

> ### Kamille kontra Krampf
>
> Kamillenzubereitungen mit standardisiertem Gehalt der Hauptwirkstoffe Bisabolol und Chamazulen haben eine ausgesprochen krampflösende Wirkung. So ist die Kamille bei Magenkrämpfen, Durchfällen oder Darmkrankheiten sowie Krämpfen mit starken Blähungen ein bewährtes Mittel.

Das im Kamillenöl vorkommende Bisabolol wird wie Azulen wegen seiner entzündungswidrigen Eigenschaften genutzt. Daneben löst die zähe Flüssigkeit Verkrampfungen.

Magen- und Zwölffingerdarmgeschwür

In mehreren Untersuchungen hat man festgestellt, dass das in der Kamille enthaltene Bisabolol vor Geschwüren im Magen und Darm schützt. Es wurde sogar nachgewiesen, dass dieser wirksame Bestandteil des ätherischen Kamillenöls ein solches Geschwür (Ulcus) auch ausheilen kann. Der Vorteil: Kamillenzubereitungen, bzw. ihre Inhaltsstoffe haben im Gegensatz zu den Ulcusmedikamenten keine Auswirkung auf die Säuresekretion im Magen. Weitere Experimente zeigten dass Bisabolol in der Lage ist, ein durch Stress und Alkohol sich entwickelndes Magen- bzw. Zwölffingerdarmgeschwür zu hemmen und die Abheilung bestehender Geschwüre zu beschleunigen.

Kamillenextrakte haben auch eine vorbeugende Wirkung. Vermutlich verstärken sie die Barriere der Magenschleimhaut und schützen so davor, dass sich Geschwüre entwickeln. Demnach kommt bei einem Magen- und Zwölffingerdarmgeschwür der Anwendung der Kamille eine wichtige Bedeutung zu.

Darmentzündung

Diese Erkrankung geht oft mit Durchfall, Übelkeit, Erbrechen und Fieber einher. Die Darmentzündung kann eine Infektion mit Viren oder Bakterien zur Ursache haben, aber auch Ernährungsfehler oder allergieauslösende Stoffe, Gifte und Medikamente, zum Beispiel Antibiotika, können der Grund sein.

Bei Darmentzündungen hat die Kamille gleich mehrere heilende oder lindernde Wirkungen. Da in jedem Fall die Darm-

Kamille bei allen Verdauungsstörungen

schleimhaut betroffen ist, kommt hier die entzündungshemmende Wirkung der Kamille voll zum Tragen. Handelt es sich um eine Darmgrippe, helfen die Inhaltsstoffe, die Bakterien abzutöten. Kolikähnliche Darmentzündungen werden durch die schmerzlindernde und krampflösende Wirkung der Kamille beseitigt.

Erkrankungen des Dickdarms sprechen besonders gut auf Kamilleneinläufe an. Das gilt besonders dann, wenn sich die Beschwerden aus einer chronischen Verstopfung entwickelt haben und mit Krämpfen verbunden sind.

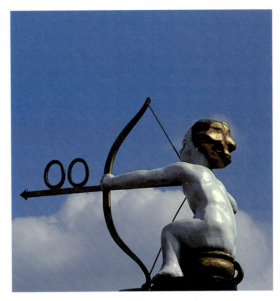

Damit der Weg zum »Stillen Örtchen« nicht zur Qual wird, sollten Sie regelmäßig Kamillentee trinken.

Kamille gegen Verstopfung

Verstopfung (Obstipation) kann vielerlei Ursachen haben. Liegt ihr keine organische Erkrankung zugrunde, sind meistens ballaststoffarme Ernährung und mangelnde Bewegung die Gründe. Viele Menschen reagieren auch auf Stress und psychische Probleme mit Verstopfung. Sie verkrampfen sich sozusagen innerlich. Und da kann Kamille mit ihren Eigenschaften Wunder wirken – ob als Tee oder Bauchkompresse. Auch Sitz- und Fußbäder in Kamillentee wirken entkrampfend und entspannend.

Wie vielschichtig sich die Wirkstoffe der Kamille zusammensetzen zeigt sich daran, dass allein vom Bisabolol mehrere abgeleitete Oxide im Öl enthalten sind.

Kamillenwickel gegen Bauchschmerzen

Ein warmer Kamillen-Bauchwickel hilft bei allen Magen-Darm-Störungen wie Erbrechen, Bauchschmerzen und Krämpfen. Um die Wirkung zu steigern, kann man noch eine Wärmflasche auflegen. Lassen die Beschwerden dennoch nicht nach, muss unbedingt ein Arzt konsultiert werden, um die Ursache der Schmerzzustände herauszufinden.

Heilen mit Kamille

Kamillentee gegen Erbrechen

Bei Erbrechen gehört die Anwendung der Kamille zu den klassischen Indikationen. Bei Erbrechen verliert der Körper nicht nur viel Flüssigkeit. Irgendwann ist der Magen leer, der Würgereiz verstärkt sich, und man bricht nur noch »bittere Galle«. Auch aus diesem Grund ist die Zufuhr von Flüssigkeit dringend notwendig. So paradox es klingen mag: Man braucht sie, um sie erbrechen zu können. Denn beim Erbrechen sind die Magennerven so sensibilisiert, dass es lange dauern kann, bis das Würgen nachlässt. Wenn man statt Wasser warmen Kamillentee trinkt, wirkt das stark beruhigend auf die Magennerven und neutralisierend auf die Magensäure. Man sollte den Tee aber nicht zu heiß und auch nur in kleinen Schlucken trinken. Erst wenn sich das Erbrechen gelegt hat, kann man dem Magen wieder größere Mengen Flüssigkeit zumuten. Trinken Sie ein paar Stunden danach viel und am besten nach wie vor Kamillentee.

Übrigens: Bei Erbrechen ist es generell äußerst wichtig, viel Flüssigkeit zu sich zu nehmen, damit der Körper nicht austrocknet.

Wenn man gelbe, schaumige Galle erbricht, ist der Magen längst leer. Jetzt sollte Kamillentee getrunken werden, um den Brechkrampf zu beruhigen.

Auf Kur mit Kamille

Als Kamillenkur wird drei- bis viermal täglich eine Tasse Kamillentee getrunken, am besten auf leeren Magen vor dem Frühstück, im Laufe des Tages zweimal zwischen den Mahlzeiten und zuletzt eine Tasse abends vor dem Schlafengehen. Bei akuten Koliken im Verdauungstrakt können zwei bis drei Tassen Kamillentee in kurzen Abständen von 20 bis 30 Minuten hintereinander getrunken werden.

Den Kamillentee langsam schluckweise trinken, am besten zur Unterstützung der entspannenden Wirkung bequem sitzend in einem Stuhl oder Sessel. Um eine ausreichend heilkräftige Wirkung zu erzielen, sind pro Tasse bzw. Glas Tee mindestens 2 bis 3 Teelöffel der Droge erforderlich. Bei Verwendung von gebrauchsfertigen Kamillenblüten-Teebeuteln ist es zweckmäßig, zwei Teebeutel pro Tasse zu nehmen.

Entzündliche Prozesse der Schleimhäute

Kamille bei Erkältungskrankheiten

Der Mensch kann ohne Sauerstoff in seinen Gefäßen, Zellen und Organen nicht existieren. Das lebensnotwendige Elixier Sauerstoff nehmen wir vor allem über unsere Luftwege auf. Dabei unterscheidet man obere und untere Atemwege.

Der obere Abschnitt der Luftwege besteht aus Nasenhöhlen, Rachen, Kehlkopf und Luftröhre. Etwa zehn Zentimeter unterhalb des Kehlkopfes beginnen die unteren Atemwege. Sie stellen ein röhrenförmiges System dar, das sich immer weiter verästelt und wegen seines Aufbaus Bronchialbaum genannt wird. Den Stamm des Bronchialbaums bildet die Luftröhre, die sich an ihrem Ende in zwei Hauptäste aufteilt, die als Stammbronchien bezeichnet werden. Diese beiden Bronchienzweige führen im rechten und linken Lungenflügel zu immer feineren Bronchienverästelungen bis zu den kleinsten dieser Atemwege, den Bronchiolen. Diese münden schließlich in die traubenförmig am Ende der Lungenflügel plazierten Lungenbläschen, die Alveolen.

Die Funktion unserer Atemwege

Bei der Atmung sorgen Luftwege und Lunge für den Transport, die Nutzung und Weiterverteilung von Sauerstoff sowie auch für den Abtransport der verbrauchten Atemluft, also im wesentlichen des Kohlendioxids.

Mit dem Sauerstoff werden aber auch Fremdkörperteilchen eingeatmet, die ebenfalls wieder nach außen befördert werden müssen. Das ist vor allem die Aufgabe der oberen Atemwege. Schon in der Nasenhöhle werden Staubteilchen durch dort wachsende feine Härchen am Eindringen gehindert. Manchmal merken wir das, wenn Straßenstaub die Nasenschleimhaut reizt und wir niesen müssen. Die Nasenhöhle hat aber auch Gänge, die mit Schleim ausgekleidet sind. Dort lagern sich die mit der Luft eingeatmeten Teilchen ab. Gelangen diese Teilchen weiter nach unten, setzen sie sich in den Schleimhäuten der Bronchien fest und rufen Husten hervor.

Die Atemwege münden zum Teil in Sackgassen des Körpers. Hierhin gelangt der Kamillendampf, löst Schleim und räumt unter den Bakterien auf.

Heilen mit Kamille

Beim Einatmen wird durch zahlreiche schleimbildende Drüsen in Nasenhöhle und Luftröhre die Luft vor dem Transport in die Lunge angefeuchtet. Ist die Produktion dieser Drüsen durch Infekte beeinträchtigt, merken wir das an einem »trockenen Hals«. Auch trockenes Klima und überheizte Räume können diesen Effekt auslösen, der oft mit einem Hustenreiz verbunden ist.

Sollten herkömmliche Maßnahmen zur Luftbefeuchtung nicht gefruchtet haben: Mit Kamille gewinnen Sie Ihre freie und klare Stimme wieder.

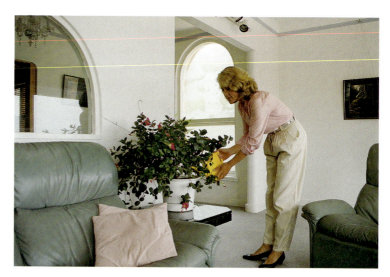

Kamille schützt die Schleimhäute

Ein unwillkürlicher Ausatmungsstoß ist der Hustenreiz. Durch diesen Reflex werden Fremdkörper wieder nach außen befördert.

Warum diese Schilderung der Funktion der Atemwege, werden Sie vielleicht jetzt fragen, wo es doch in diesem Buch um die Kamille geht. Ganz einfach. Durch Fremdkörper, Infektionen durch Viren, Bakterien oder Schadstoffe kommt es immer wieder, bei manchen Menschen sogar sehr häufig, zu Entzündungen der Schleimhäute in den Atemwegen. Dadurch können die verschiedensten Symptome oder Krankheiten verursacht werden, die oft bereits im Mund beginnen. Schon Mundgeruch oder Aphthen können auf eine Entzündung hinweisen, ein andermal sind es rot entzündliche Bereiche, dann wieder Husten, der auf eine Entzündung der Bronchien aufmerksam macht. Und bei all diesen Beschwerden hat die Kamille mit ihrer entzündungshemmenden Wirkung ein breites Einsatzfeld.

Schutz der Atemwege

Kamille labt die Stimmbänder

Ein rauher Hals oder Heiserkeit sind nicht immer krankheitsbedingt; manchmal sind nur die Stimmbänder überstrapaziert worden. Das ist zum Beispiel bei Menschen der Fall, die viel reden und lange sprechen müssen. Überanstrengte und entzündete Stimmbänder krampfen sich zusammen, was sich in leichteren Fällen durch Kratzen im Hals, häufiges Räuspern und in schlimmeren Fällen durch Heiserkeit bemerkbar macht. Wenn Sie diese Symptome als lästig empfinden oder eine freie und klare Stimme schnell wieder zurückgewinnen müssen, tut rasche Hilfe Not. Kamillen-Thymian-Bäder sind eine Labsal für die »Gurgel«. Am besten inhalieren Sie täglich zweimal 10 Minuten lang mit einer solchen Mischung. Sie nehmen gebrühte Blütenköpfe der Kamille und einige Thymianblüten.

Die Kamille gegen Schnupfen

Übergangszeit und wechselhafte Winter sind auch die Zeit von triefenden Nasen, Erkältungen und Schnupfen. Wir sind in dieser Zeit anfälliger für Virus- und Bakterieninfektionen.

In jedem Fall ist die Nase innen – und meistens auch außen – hochempfindlich, weil gereizt. Die Nase sondert schleimiges, teils eitriges Sekret ab oder ist durch die angeschwollene Nasenschleimhaut verstopft und behindert die Atmung. Meistens ist ein Schnupfen nach einer Woche abgeheilt. Doch wer unter diesen Beschwerden leidet, für den kann das kann schon eine lange Zeit bedeuten.

Hier kann die Kamille wirksam Linderung schaffen. Um die Nase »frei« zu bekommen, haben sich regelmäßige Inhalationen mit heißem Kamillenaufguss bewährt. Das ätherische Öl der Kamille ist besonders dazu geeignet, die Schleimhäute in der Nase abschwellen zu lassen. Der über eine Schüssel mit heißem Kamillenaufguss (Blüten, Extrakt oder Tinktur) gebeugte Kopf wird mit einem Frottiertuch bedeckt und der aufsteigende Dampf abwechselnd durch Mund und Nase einige Minuten lang

Das heiße Kopfdampfbad mit Kamillenblüten ist meist die erste Anwendung einer Heilpflanze, die ein Kind kennenlernt.

Heilen mit Kamille

Selbst hergestellte Salben entstehen auf der Basis von kaltgepresstem Olivenöl, abgeschäumtem Butterfett und Bienenwachs, worin Kamillenauszüge eingearbeitet werden.

tief eingeatmet. Diese Prozedur wird möglichst drei- bis fünfmal am Tag wiederholt. Das Inhalieren mit Kamille ist auch bei chronischem Schnupfen sehr wirksam. Wer nicht gern inhaliert, kann sich in der Apotheke eine Kamillensalbe kaufen und die Nase außen und innen damit einreiben. Ganz Pfiffige stellen Salbe oder Tinktur selber her. Genauso wie ein Kamillendampfbad führen Sie diese Anwendungen zwei- bis dreimal täglich durch. Kamillensalbe löst auch die sich beim Schnupfen häufig bildenden Krusten an der Nasenwand.

Warum ein Kopfdampfbad gut tut

Die Inhalation von Dampf mit heilenden Zusätzen ist gerade für die Atemwege ein ganz besonders bewährtes Hausmittel. Einerseits enthält die eingeatmete Luft die für die kranken Atemwege so sehr benötigte Feuchtigkeit. Zum anderen werden die Wirkstoffe, zum Beispiel die der Kamille, auf einfache und doch wirksame Weise in die Atemwege aufgenommen. Durch die heilende Kraft der Kamille schwellen die Schleimhäute ab. Der Schleim in Nase, Nasennebenhöhlen und Bronchien verflüssigt sich und lässt sich leichter ausschnäuzen oder abhusten. Die Atemwege werden wieder frei.

Kamille bei Entzündungen der Nasennebenhöhlen

Als Nasennebenhöhlen werden die mit Luft gefüllten Hohlräume im Schädelknochen in unmittelbarer Nachbarschaft der Nase bezeichnet. Dazu gehören unter anderem die Kiefer- und die Stirnhöhlen, die häufig als Folge einer Erkältung Probleme bereiten können. Da alle Nasennebenhöhlen direkt mit der Nase verbunden sind, greifen Krankheiten und Entzündungen der Nasenschleimhaut oft auf die Nebenhöhlen über.

Auch die Nasennebenhöhlen sind mit Schleimhaut ausgekleidet. Sind diese entzündet, so kann auch hier die Kamille ihre schützenden Wirkungen entfalten. Dabei sind Inhalationen das

Mittel der Wahl. Wenn eine Nasennebenhöhlenentzündung jedoch nach einer gewissen Zeit trotz der Inhalationen mit Kamille nicht ausheilt, sollte man zusammen mit dem Arzt weitere Maßnahmen ergreifen.

Auch bei Kieferhöhlenentzündungen sind Spülungen mit Kamillenextrakt sehr gut wirksam. In einer rheinischen Klinik wurden 10 000 Patienten auf diese Art erfolgreich behandelt, ohne dass Nebenwirkungen auftraten.

Kamille lindert Husten

Husten ist ein wichtiger Abwehrmechanismus, um die Atemwege von Schleim, Staub und anderen Fremdkörpern zu befreien. Aber ein Hustenreiz kann auch andere Ursachen haben. Beim Reizhusten kribbelt es im Hals; er tritt besonders bei Temperaturwechsel auf – also wenn man von der Kälte in die Wärme kommt oder umgekehrt – und kann regelrechte Hustenanfälle auslösen. Wer viel und lange spricht, strapaziert seine Stimmbänder, was sich durch Hüsteln und übertriebenes Räuspern äußert. Chronische Raucher erkennt man schon an ihrem typischen Raucherhusten. Für asthmatische Erkrankungen ist der krampfartige Husten symptomatisch, der den ganzen Brustkorb verspannt.

Die häufigste Ursache eines Hustens ist jedoch eine Infektion der Atemwege. Der tief sitzende Husten hat meistens eine Verschleimung der unteren Atemwege zur Ursache. Hier helfen Kräuter. Die Kamille zeigt bei Husten mehrfach ihre heilende Wirkung. Als Sud zubereitet, löst sie beim Inhalieren die Verspannungen im Brustkorb, die anderen Wirkstoffe helfen effektiv, den Schleim zu lösen. In Verbindung mit Thymian wirkt die Kamille insbesondere auch gegen Reizhusten. Auch als Tee getrunken verflüssigen die ätherischen Öle selbst zähen Schleim. Allerdings heißt auch hier die Devise, es nicht bei einer einmaligen Anwendung zu belassen. Wenn Sie die Kamillenkur mehrmals täglich anwenden, werden Sie bald spüren, dass der Husten nachlässt und sich der Schleim leichter abhusten lässt.

Die Kamille ist auch in der Lage, Bakteriengifte unschädlich zu machen. Sie wirkt also nicht nur als das milde Mittel, wie ein gängiges Bild suggeriert.

Heilen mit Kamille

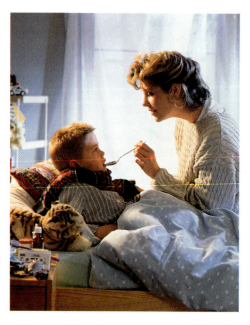

Besonders Kinder leiden unter Rachen- und Mandelentzündungen.

Bei fast allen Krankheiten kann man die Kamille in irgendeiner Form verwenden.

Rachen- und Mandelentzündung

Die Mandeln sind für die Immunabwehr im Rachenraum zuständig. Doch das funktioniert leider nicht immer: Vor allem Kinder haben häufig Mandelentzündungen.

Eine Mandelentzündung oder Tonsillitis, wie die Ärzte sie nennen, macht sich auf charakteristische Weise bemerkbar. Starke Halsschmerzen, Schluckbeschwerden und schmerzhafte Schwellungen, die sich oft von außen ertasten lassen, kündigen eine Mandelentzündung an. Blickt man mit einer kleinen Leuchte in den Rachenraum, sieht man eine starke Rötung und Schwellung. Oft sitzen auf der Rachenschleimhaut kleine weiße Flecken oder Pünktchen.

■ Die Kamille zeigt Wirkung

In zahlreichen Untersuchungen wurde die Wirkung der Kamille gegen bestimmte Bakterien belegt. Also können Sie Ihren Mandeln und dem gesamten Rachenraum Gutes tun, wenn Sie die Entzündung zunächst mit Kamille behandeln. Am besten spülen Sie den Mundraum regelmäßig mit lauwarmem Kamillentee oder verdünntem Kamillenextrakt. Und damit die Mandeln auch etwas von dem heilenden Kraut abbekommen, gurgeln Sie am besten mehrmals täglich damit. So können Sie die Bakterien in Ihrem Hals wirksam abtöten oder zumindest die Ausbreitung hemmen.

Bei Rachen- und Halsentzündungen: 1 Teil Tinktur mit 3 Teilen Wasser verdünnen und regelmäßig damit gurgeln.

■ Was tun, wenn die Beschwerden nicht nachlassen?

Wenn Sie trotz mehrmaligen Gurgeln täglich nach ein paar Tagen keine Besserung Ihrer Schmerzen verspüren und auch nicht das Gefühl haben, dass die Mandeln abgeschwollen sind, dann reicht

Entzündungen klingen ab

die Wirkung der Kamille gegen Ihre Tonsillitis nicht aus. Vielleicht haben Sie bereits eine chronische Mandelentzündung, jedenfalls sollten Sie sich unbedingt vom Arzt untersuchen lassen. Möglicherweise müssen Ihre Gaumenmandeln operativ entfernt werden.

Die Kamille nach Mandeloperationen

Patienten, deren Mandeln operativ entfernt wurden, berichten über die positiven Auswirkungen von Kamillenanwendungen. Nach der operativen Entfernung der Mandeln bleibt für etwa zehn Tage ein übelriechender Belag im Rachenraum zurück. Die Spülung mit Kamillenextrakt bewirkt nicht nur einen entzündungshemmenden, sondern gleichzeitig auch einen von schlechtem Geruch befreienden Effekt.

Mundaphthen mit Kamille heilen

Aphthen sind entzündliche Schleimhautstörungen, die im Mund relativ oft vorkommen. Sie erscheinen entweder als gelblich weiße, linsengroße Geschwüre oder als runde, stecknadelkopfgroße gerötete Bläschen. Oft ist der Ausschlag Folge einer Infektion mit dem Herpesvirus oder auch von Verdauungsstörungen. Der Ausschlag kann aber auch durch zu heftiges Zähneputzen, Verwendung einer Zahnpasta, die die Schleimhaut reizt, oder durch den Verzehr scharfer Speisen entstehen. Aphthen sind sehr schmerzhaft, brennen stark und bereiten beim Essen und Trinken große Probleme.

Abhilfe schafft die Spülung mit entzündungshemmenden und wundheilenden Lösungen. Versuchen Sie es mit Kamillenzubereitungen und halten Sie die Flüssigkeit so lange es geht im Mund. Dabei lassen Sie die heilenden Wirkstoffe der Kamille durch entsprechende Kopfbewegung immer wieder in alle Mundbereiche fließen. Für die Spülung eignet sich lauwarmer Kamillentee oder eine Lösung aus Kamillenextrakten. Ein heißes Spülen wäre zu schmerzhaft.

Für die Behandlung des Mund-Rachen-Raumes gibt es Kamillensprays in der Apotheke.

Hilfe bei Entzündung des Kehlkopfes

Der Kehlkopf hält im allgemeinen viel aus, doch ist er etwa gegen Zigarettenrauch sehr anfällig. Bei Rauchern legt sich eine Infektion durch Viren oder Bakterien der oberen Atemwege deswegen bevorzugt auf den Kehlkopf – genauer gesagt handelt es sich um den Kehlkopfdeckel. Oft sind auch die daneben befindlichen Stimmbänder entzündet. Die betroffene Region schwillt an und schmerzt stark. Dank der entzündungshemmenden und bakterientötenden Wirkung der Kamille hilft bei einer Kehlkopfentzündung regelmäßiges Gurgeln mit Kamillentee, um die Infektion rascher zum Abklingen zu bringen.

Balsam bei Bronchitis

Als Kamillentinktur bezeichnet man einen alkoholischen Auszug aus der pflanzlichen Lösung. Bestimmte Stoffe sind in Alkohol gut, in Wasser aber schwer löslich.

Wer einmal eine Bronchitis gehabt hat, weiß wie schmerzhaft das sein kann. Ständig ist man bemüht, den Schleim aus den Bronchien zu husten und verspürt dabei keinerlei Erleichterung. Eine Bronchitis kann durch einwirkende Schadstoffe entstehen, zum Beispiel durch langjähriges starkes Rauchen oder durch Allergene in der Luft, die in die Bronchien eindringen und eine überempfindliche Reaktion hervorrufen. Sehr häufig sind aber auch Viren oder Bakterien Verursacher einer Entzündung der Bronchien. Eine heftig verlaufende Bronchitis mit Fieber, starkem schmerzendem Husten und Brustschmerzen, die in den Rücken ausstrahlen, dauert meist nur wenige Tage. Es ist aber immer ratsam, einen akuten Bronchialkatarrh vollständig auszuheilen, damit sich nicht eine chronische Bronchitis daraus entwickelt.

■ Mehrfachnutzen der Kamille

Bei einer Bronchitis kann die Kamille ihre Wirkung gleich dreifach zur Geltung bringen: entzündungshemmend, abschwellend und bakterientötend. Idealerweise wird bei einer Bronchitis die Kamille als Inhalation eingesetzt. Denn durch den aufsteigenden Dampf können ihre ätherischen Öle bis in die kleinsten Luftröhrenzweige vordringen und ihre heilende Kraft ausüben. Besonders gut auf eine Inhaltionstherapie mit Kamille sprechen

Bakterientötende Wirkung

entzündliche Schleimhautschwellungen an, die nicht durch Allergene, sondern in erster Linie durch verschiedene schädigende Substanzen ausgelöst werden, zum Beispiel durch ständige Reize infolge suchtbedingter Tabakinhalation.

Erkältungskrankheiten vorbeugen

In den Herbst- und Wintermonaten wird durchschnittlich jeder zweite in unserer Umgebung von einer Erkältung befallen. Die in dieser Jahreszeit grassierenden Viren und Bakterien, die Husten, Schnupfen, Fieber und Halsschmerzen verursachen, werden durch Tröpfcheninfektionen übertragen. Wer nicht fit genug ist – und wer ist das schon in der unfreundlichen Jahreszeit – der hat sich schnell einen grippalen Infekt eingefangen. In U-Bahnen, Bussen und am Arbeitsplatz lauern die Viren geradezu auf ihre Opfer. Trotzdem kann sich jeder dagegen schützen. Wie, das hat bereits der »Bäderpfarrer« Sebastian Kneipp vor hundert Jahren gewusst: Sauna, Wechselduschen, Wassertreten, Spaziergänge auch beim rauhesten Wetter härten ab und bieten zusammen mit reichlicher Zufuhr von Vitamin C und immunstimulierenden Pflanzen – etwa dem Presssaft des Sonnenhutes – einen guten Schutz vor Ansteckung.

Jede Kur schließt Bewegung in der Natur mit ein. Vielleicht begegnen Sie der Kamille, von der ein Sprichwort sagt: Je mehr sie betreten wird, desto schneller wächst sie.

Wann wird der Gang zum Arzt notwendig?

Wenn sich hohes Fieber und starke Schmerzen nicht innerhalb von drei Tagen bessern, sollten Sie Ihre Selbstbehandlung mit einer Kamillenkur nicht weiter fortsetzen, ohne einen Arzt aufzusuchen. Auch wenn bei der Selbstbehandlung Beschwerden wie Übelkeit, Erbrechen, Magenschmerzen oder Durchfall neu auftreten oder schlimmer werden oder sich Ihr Allgemeinbefinden verschlechtert, ist es ratsam, sich in ärztliche Behandlung zu begeben.

Im übrigen: Während einer Schwangerschaft oder bei chronischen organischen Leiden sollten Sie sich nie ohne Wissen und Einverständnis des Arztes selbst behandeln.

■ Das Immunsystem aktivieren

Kneipp kannte bereits die vor Krankheiten schützende Wirkung der Kamille: »Die Kamillen sind heilend, verhindern eine weitere Entzündung und ziehen gewaltig ein.« Von Kneipp stammt auch die Methode des Inhalierens mit Kamille, wie überhaupt Heilpflanzen einen hohen Stellenwert in seiner Heilmethode einnehmen.

Etliche Beschwerden sind Symptomkomplexe des verhockten Menschen, der daheim sitzt und stets ähnliche Probleme wälzt.

Seit neuestem sagt man der Kamille auch eine immunstimulierende Wirkung nach. So soll sie dazu beitragen, das Eindringen von Krankheitserregern zu verhindern. Daher ist es besonders in der kalten, grippegefährdeten Jahreszeit nicht falsch, gelegentlich eine Tasse Kamillentee zu genießen – auch wenn einem noch nichts fehlt.

Kamille bei Kopfschmerzen und Schlaflosigkeit

Erkältungen mit Fieber sind oft von lästigen Kopfschmerzen und Schlaflosigkeit verbunden. Gegen Kopfschmerzen hilft eine Kamillen-Kompresse auf der Stirn oder eine Tasse Kamillentee. Bei Schlaflosigkeit legen Sie sich in ein Kamillenbad und trinken anschließend eine Tasse Kamillentee. Sie werden sehen, danach schlafen Sie tief und erholsam.

Die Kamille bei Hauterkrankungen

Die Haut ist der Spiegel unserer Seele, heißt es. Dass da etwas dran ist, wissen wir alle. Die Haut reagiert auf Kummer, Hektik, Freude und Umwelteinflüsse. Wir erröten, wenn uns etwas peinlich ist. Bei übergroßer Betriebsamkeit bekommen viele Menschen rote Flecke im Gesicht, bei Neurodermitikern bricht die Krankheit sichtbar aus, und Umwelteinflüsse machen sich nicht selten als Hautallergie bemerkbar. Menschen, die auf aufregende Ereignisse mit Gleichmut reagieren, sich also nicht aus der Ruhe bringen lassen, werden als dickhäutig bezeichnet. Andere, die häufig auf Reize antworten, nennen wir dünnhäutig.

Immer eine Tasse Kamillentee

Eine gesunde Haut gilt aber auch als Zeichen von Reinheit, Jugendlichkeit und Schönheit. Eine schöne, glatte Haut zu haben und obendrein nicht allzu blass zu sein, ist der Inbegriff aller Standardbilder, die uns die Werbung vorsetzt. Jeder Pickel wird mit Argwohn betrachtet, und jedes Fältchen wird, vor allem mit zunehmendem Alter, genau registriert.

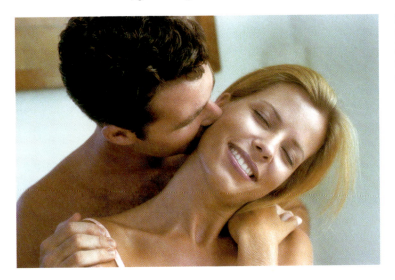

Schöne und gepflegte Haut ist ein Symbol für Jugendlichkeit – sie zieht die Menschen zu einander hin.

Die Haut – ein wichtiges Organ

Die Haut ist aber auch unser größtes Organ und hat wichtige Funktionen. Sie wehrt Krankheitserreger und Schadstoffe ab, dient der Sinneswahrnehmung, ist Temperaturregler und Ausscheidungsorgan. Außerdem ist sie der Puffer vor Druck, Schlägen und Stößen, die sie abzumildern weiß. Die Haut schützt die inneren Organe.

Vielleicht ist die Haut aufgrund ihrer vielfältigen Funktionen so kompliziert aufgebaut. Sie besteht aus der Oberhaut, der Lederhaut, der Unterhaut und den Hautanhangsgebilden. Sie ist im übrigen das oberflächenmäßig größte Organ unseres Körpers, umfasst eine Fläche von etwa zwei Quadratmetern und wiegt rund sieben Kilogramm. In ihr zirkuliert etwa ein Drittel des gesamten Blutvolumens. Die Haut beherbergt Wasser, Eiweiß-

Hautsalben mit Kamille sind als Faustregel etwa anderthalb Jahre haltbar.

und Fettstoffe, ist aber arm an Kohlenhydraten und Elektrolyten (Salzen, Spurenelementen die ionisierbar sind). Die Zellen der Oberhaut, der Epidermis, werden jeden Monat vollständig erneuert; dieser Prozess erfordert ungefähr 20 Prozent unseres täglichen Eiweißbedarfs.

Selbst getrocknete Kamillenblüten zeigen noch eine Art Stoffwechsel und gehen schon deshalb unter die Haut.

■ Unsere Haut will gepflegt werden

Da die Haut dermaßen viele wichtige Aufgaben ausübt, ist es auch einleuchtend, dass man sie möglichst gesund erhält. Nur ist das nicht immer ganz einfach. Denn in der heutigen Zeit wird unser Organismus immer mehr mit Reizen überflutet und überfordert, und auch die Haut wird durch verschiedene Einflüsse geschädigt. Dermatitis, Ekzeme, Juckreiz und Entzündungen gehören bei vielen Menschen bereits zum Alltag.

Hier kommt die Kraft der Kamille mit ihren vielfältigen Eigenschaften voll zum Tragen. Sie spielt deswegen bei Hauterkrankungen auch eine große Rolle – insbesondere ihre antiinfektiöse Wirkung und entzündungshemmende Komponente. Ihre Wirkstoffe dringen sehr gut in die Haut ein, unterstützen die Regenerierung der Hautzellen und regen die Stoffwechselprodukte an.

> **Ein Kraut, wie geschaffen für die Haut**
>
> Wissenschaftlich erwiesen ist die vielfältige Wirkung der Kamille bei Haut- und Schleimhauterkrankungen. Sie wirkt beruhigend und entzündungshemmend, lässt Wunden schneller heilen, desodoriert und regt den Hautstoffwechsel an.

Kamille gegen trockene, schuppige Haut

Trockene, schuppige Haut kann viele Ursachen haben. In wenigen Fällen ist die Haut einfach so beschaffen, und dann nützt auch die teuerste Kosmetik nichts. Eine trockene, schuppige Haut kann aber auch Ausdruck mangelnder Pflege sein. Denn eine Haut, die nicht genügend Wasser und Fett erhält, wird rau und beginnt irgendwann abzublättern.

Gegen diese Irritationen der Haut kann die beruhigende Wirkung der Kamille viel ausrichten. Äußerlich kann trockene, schuppige Haut mit einem Aufguss aus Kamillenblüten, als erfrischend kühle Waschung angewendet, behandelt werden. Wirksam ist auch, nach dem Bad den ganzen Körper mit Kamillenöl einzureiben. Das hat zusätzlich noch einen entspannenden Effekt.

Spröde und schuppige Haare – Kamille hilft

Kopfhautschuppen sind weit verbreitet. Es ist eine vermehrte Abschilferung von abgestorbenen Hautzellen auf dem Kopf. Die Kopfhaut wird äußerlich gereizt und zur Schuppenbildung angeregt. Eine mögliche Ursache ist zu häufiges Waschen mit zu aggressivem Shampoo und lange Föntrocknung. Die Haare wirken dann meist auch glanzlos und spröde. Wer seine Haare also häufig wäscht, sollte ein Haarshampoo anwenden, das Kamille enthält. Das Haar wird nicht nur seinen natürlichen Glanz zurückgewinnen, auch die Irritationen der Kopfhaut werden nachlassen. Sie können aber auch nach dem Waschen eine Kamillentinktur in die Kopfhaut einmassieren.

Kamillenanwendung bei Akne

Akne ist die häufigste Hauterkrankung. Gerade in der Pubertät, in Zeiten hormonell bedingter vermehrter Talgbildung, leiden die jungen Menschen darunter, Jungen häufiger noch als Mädchen. Ein eitriger Pickel entsteht immer an einem Haarbalg mit einer Talgdrüse. Am Ende des Ausführungsgangs zur Hautoberfläche sammeln sich verhornte Zellen an und verstopfen ihn. So kann der nachdrängende Talg nicht mehr abfließen. Durch diesen Stau wird ein Pfropf gebildet - ein idealer Nährboden für Bakterien. Diese bilden aggressive Säuren, die in tiefere Hautschichten vordringen. Entzündete Aknepusteln, etwa an den Nasenflügeln, können sehr schmerzhaft sein. Kamillendampf hilft vor dem berüchtigten Ausdrücken.

Auch berufsbedingte Akne, etwa bei Personen die an verölten Drehbänken arbeiten, kann mit Kamille gebessert werden.

Heilen mit Kamille

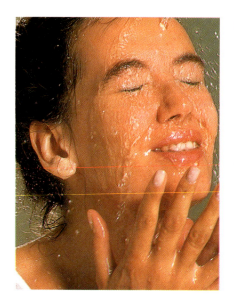

Nach der Reinigung von Gesicht und Hals ist es empfehlenswert, alles mit Kamillen-Gesichtswasser abzutupfen.

Hygiene und Pflege

Wer unter Akne leidet, muss sein Gesicht und die davon befallenen Hautstellen – oft ist auch der Rücken von schmerzenden Eiterpickeln übersät – ganz besonders pflegen.

In schweren Fällen von Akne verordnet der Arzt zur medizinischen Behandlung nicht selten Antibiotika als Tabletten oder Emulsion. Unterstützend, manchmal auch als Ersatz, hilft die Kamille. Gesicht und Hals sollten gründlich und konsequent mit einer naturbelassenen Kräuterseife oder Waschcreme aus Kamille gereinigt werden. Die Kamille wirkt gegen Bakterien, hemmt Entzündungen und beruhigt auch die bei Akne irritierte Haut. Eine weitere Möglichkeit ist, die Aknepusteln nach dem Waschen und der Gesichtsreinigung mit einem Kamillen-Gesichtswasser zu betupfen.

Ein- bis zweimal pro Woche eine Kamillen-Gesichtskompresse tut der geplagten Backfischhaut gut und zieht den Talg aus den Aknepusteln. Zu empfehlen ist auch eine besänftigende und reinigende Gesichtswaschung mit einem frischen Kamillentee.

Die Zubereitung für Gesichtswasser, Packungen und Kompressen finden Sie im hinteren Teil des Buchs.

Zusätzlich zur Kräuterbehandlung empfehlen sich kurze Sonnenbäder, fettarme Nahrung und eventuell Einnahme von Vitamin A.

Kamille bei unreiner Haut

Manche Menschen neigen auch noch in fortgeschrittenen Jahren zu kleinen Eiterpickeln oder auch Mitessern, die sie gewohnheitsmäßig ausdrücken. Tupfen Sie diese so behandelten Stellen mit einer Kamillenlösung ab, das verhindert Infektionen.

Kamille lindert Ekzeme

Bei einem Ekzem ist die obere Hautschicht krankhaft verändert. Anfangs oft zunächst als Erythem, also Hautrötung mit nachfolgender Schuppung, breitet sich ein Ekzem schließlich flächenhaft mit Knötchen und Bläschen aus, die sich von der gesunden Haut nicht deutlich abgrenzen lassen. Ein Ekzem kann als Überempfindlichkeitsreaktion gegen bestimmte Stoffe auftreten. Aber nicht jedes Ekzem hat eine solche allergische Komponente; auch ein Herpes-simplex-Virus kann der Grund sein. Es ist oft sehr schwierig, die Ursache eines Ekzems herauszufinden. Auf jeden Fall sollten Sie einen Hautarzt aufsuchen.

Mit einer Kamillenselbstbehandlung können Sie trotzdem nichts falsch machen, auch wenn die Ursache des Ekzems nicht bekannt ist. Kühle Kamillenwaschungen lindern auf jeden Fall. Ist das Ekzem obendrein mit Juckreiz verbunden ist, hilft das Waschen mit Kamillenlösung, dass der Juckreiz an Intensität verliert oder sogar verschwindet.

Die entzündungshemmende Wirkung der Kamille findet eine sehr gute Anwendung bei den verschiedensten Hautkrankheiten.

Kamille bei Dermatitis

Das Wort Dermatitis ist eigentlich eine Sammelbezeichnung für entzündliche Hauterkrankung verschiedenster Art. Sie tritt mit Bläschen, Schuppen, Krustenbildung und Schwellungen an irgendeiner Körperstelle auf. Sie kann durch Reibungen, zum Beispiel an den Oberschenkeln, entstehen, aber auch durch Einwirkungen von chemischen Stoffen, Säuren oder Reinigungsmitteln. Manche Menschen bekommen auch durch Sonneneinwirkung Hitzebläschen oder durch Kälte rote, brennende Flecken auf der Haut. Man unterscheidet die exogene Dermatitis, bei der der Hautausschlag oder die Entzündung durch äußere Einflüsse entsteht, von der endogenen Dermatitis. Diese kann durch ein Arzneimittel oder eine Allergie ausgelöst werden, auf jeden Fall ist sie von innen heraus entstanden.

Wer zu immer wiederkehrender Dermatitis neigt, kann sie sehr gut mit Kamillenanwendungen behandeln, mit Ölen, Bädern oder auch Kompressen, etwa aus benutzten Teebeuteln.

Gefährlicher Sonnenbrand

Bei normaler Sonneneinwirkung bilden die Zellen in der Unterhaut den schwarzen Farbstoff Melanin in ausreichender Menge.

Er färbt die Oberhaut braun und lässt sie dicker werden, sodass der Körper vor schädlichen UV-Strahlen geschützt wird. So kann die Haut bis zu einem gewissen Maß an Sonneneinwirkung gewöhnt werden.

Bei völlig an Schatten gewöhnter und sonnenempfindlicher Haut hingegen kommt es leicht zum Sonnenbrand. Wer sich aber ausgiebig an der Sonne »grillt«, muss mit einem starken Sonnenbrand rechnen.

Die Haut ist dann heiß und geschwollen, sie brennt und spannt. In schweren Fällen entzündet sich die Haut, Schwellungen und Beschwerden nehmen zu. Es bilden sich Bläschen auf der Haut, die mit Flüssigkeit gefüllt sind und aufplatzen. Die Haut schält sich, die obere Hautschicht wird abgestoßen.

Ein altes Hausmittel gegen Sonnenbrand ist Buttermilch. Sie kann wie Kamillenkompressen aufgebracht werden.

■ Kamille – das Mittel der Wahl

Gegen einen Sonnenbrand helfen mehrere erprobte Kamillenanwendungen. Man kann sich in der Apotheke ein Kamillenpulver besorgen (Azulon-Kamillenpuder) und die betroffenen Hautstellen einpudern. Wer keinen Puder mag, legt eine mit Kamille durchtränkte Kompresse oder einen Umschlag auf die sonnenverbrannten Hautpartien. Kamillensalbe ist auch geeignet, aber nicht so praktisch in der Anwendung.

Die Kamille wirkt antiseptisch, was besonders bei verbrannter Haut wichtig ist, sie kühlt die heißen Stellen, lindert die Schmerzen und wirkt entzündungshemmend. Die Schwellungen gehen zurück. Man sollte die Anwendungen bei Sonnenbrand solange wiederholen, bis sich der Sonnenbrand sichtbar gebessert hat. In schweren Fällen von Sonnenbrand ist auf jeden Fall ein Arzt aufzusuchen.

Kamille bei Hautausschlag

Juckende oder schmerzhafte Hautausschläge (Exantheme) beeinträchtigen nicht nur das Wohlbefinden, sie sind für die Betroffenen auch ein psychisches Problem. Menschen mit Hautausschlag fühlen sich oft ausgegrenzt und trauen sich nicht außer

Sonnen- und Druckbrand

Haus – geschweige denn ins Schwimmbad. Wer Kamille zu Hause hat, der weiß sich zu helfen. Vorausgesetzt er weiß, wie die Kamille anzuwenden ist. Je nachdem wo der Hautausschlag auftritt, sind unterschiedliche Anwendungsweisen angebracht.

Bei einem Ausschlag im Gesicht bieten sich Dampfbäder an, die mindestens einmal täglich durchgeführt werden sollten, und zwar solange, bis der Ausschlag verschwunden ist. Eine weitere Möglichkeit besteht darin, morgens und abends die betroffenen Hautstellen mit Kamillenextrakt oder Kamillentinktur zu reinigen.

Nässende Ausschläge

Bei nässenden Hautentzündungen oder nässenden Ausschlägen lassen sich mit Kamillenextrakt sehr gute Erfolge erzielen. Je nachdem, an welcher Körperstelle der Hautausschlag nässt, sind Sitzbäder, aufliegende Kompressen oder Spülungen mit Kamille geeignete Anwendungen.

Hilfen gegen das Wundliegen

Vor allem bei älteren, bettlägerigen Menschen besteht die Gefahr des Wundliegens. Die gefürchteten Druckgeschwüre können sich grundsätzlich an jeder Stelle des Körpers entwickeln, doch sind einige Körperregionen besonders davon befallen. Da die meisten Menschen auf dem Rücken im Bett liegen, entstehen über die Hälfte aller Druckgeschwüre in der Kreuzbeingegend und an den Fersen. Durch die relativ dünne Gewebeschicht über den Knochen sind bei seitlicher Lagerung die Rundungen der Oberschenkel sowie die Knöchel besonders gefährdet. Bei eher sitzender Position entwickeln sich solche Druckgeschwüre bevorzugt in der Steißbein- und Sitzbeinregion.

Eine sorgfältige Hautpflege des Kranken mit Kamillensalbe, insbesondere an den Stellen, die sich am ehesten wundliegen können, hilft in Verbindung mit häufigem Umbetten in den meisten Fällen, um ein Druckgeschwür zu verhindern.

Druckbrand oder Wundliegen wird durch andauernd unveränderte Körperlage bei Empfindungslosigkeit hervorgerufen.

Heilen mit Kamille

Chronische Geschwüre

Besonders Frauen, die lange Zeit auf kalten, harten Küchenböden stehen, bekommen offene Beine.

Sicher haben Sie schon Menschen mit einem offenen Bein gesehen. Dieses als Ulcus cruris bezeichnete Geschwür ist meistens die Folge von chronischen Venenentzündungen. Sie lassen sich vermeiden, wenn man bereits die lange vorher bestehenden Krampfadern vom Arzt behandeln lässt und seine Anweisungen zur Selbsttherapie befolgt und nicht raucht. Denn ein offenes Bein bei Venenerkrankungen lässt sich durch entsprechende Lebensweise vermeiden.

Häufig sind aber auch Zuckerkranke von einem Beingeschwür betroffen. Hier liegt die Ursache in einer fortschreitenden Erkrankung. Der Zucker war vielleicht viele Jahre nicht richtig eingestellt, und möglicherweise hat sich der Kranke nicht an die ärztlichen Diätvorschriften und Medikamenteneinnahme gehalten. Bei manchen Zuckerkranken lässt sich ein offenes Geschwür als Folge ihrer Krankheit allerdings nicht verhindern.

Langes Stehen, z. B. in der Küche, kann zu Venenentzündungen in den Beinen führen.

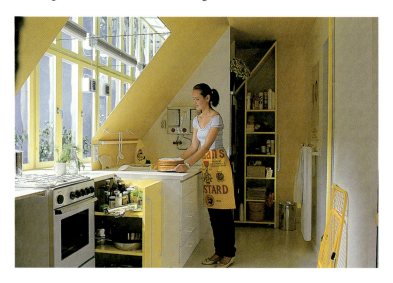

■ Die Rolle der Kamille

Zur Behandlung solcher Geschwüre werden die abgestorbenen Hautteile (Nekrosen) entfernt, damit die Wunde nicht das umliegende gesunde Gewebe infiziert. Als nächstes werden wundhei-

Gewebsverletzungen heilen

lungsfördernde Salben oder Cremes angewandt und ein Verband darüber angelegt; auch die Bestrahlung mit ultraviolettem Licht unterstützt die Heilung. Zu den genannten wundheilenden Salben oder Cremes gehören auch solche, die Kamille enthalten. Kamillenhaltige Heilmittel haben den Vorteil, dass sie gleichzeitig desinfizierend wirken. Nach Entfernen der abgestorbenen Hautteile kann die Wunde zunächst mit Kamillenlösung gesäubert bzw. desinfiziert, anschließend eine Kamillensalbe aufgetragen und das Bein verbunden werden.

Kamillenanwendung bei frischen Wunden

Im Prinzip unterscheidet sich die Anwendung der Kamille bei Wunden aufgrund von Verletzungen nicht von der bei chronischen Wunden. Oft müssen zunächst Fremdkörper aus einer Wunde entfernt sein. Dazu muss die Wunde wiederholt mit einem Desinfektionsmittel oder einer Kochsalzlösung ausgewaschen werden. Zum Reinigen kann eine Kamillenlösung Anwendung finden.

Normalerweise wird eine offene Wunde mit einer sterilen Wundauflage versehen. Oft hat man eine solche jedoch nicht so rasch zur Hand. Da Kamille entzündungshemmend, antibakteriell und desinfizierend wirkt, kann auch eine mit Kamillenextrakt getränkte Mullbinde aufgelegt werden. Anschließend wird ein Druckverband angelegt. So versorgt, kann die Wunde gut heilen.

Ursache eines Erysipels sind Streptokokken in den Lymphbahnen. Ihre Ausbreitung kann durch die bakterientötende Kamille verhindert werden.

Hilfe bei Wundrose

Eine Wundrose, Erysipel genannt, ist eine großflächige bakterielle Entzündung der Haut. Sie entsteht meist durch kleine Wunden, die sich infizieren. Tritt sie im Gesicht auf, erscheinen rote, juckende Flecken, die sich rasch ausbreiten. Eine Wundrose verursacht sehr hohes Fieber und wird daher mit hoch dosierten Antibiotika und lokal mit Desinfektionsmitteln behandelt. Eine Kamillenlösung kann unterstützend eingesetzt werden, wobei Sie auf jeden Fall zuvor den Arzt fragen sollten.

Kamille gegen Afterjucken

Meistens gehen Erkrankungen am After mit einem unangenehmen und lästigen Juckreiz einher. Die Ursache kann eine Pilzinfektion oder eine allergische Reaktion auf Nahrungs- oder Waschmittel sein. Aber auch bei Verstopfung kann sich nach einem mühsamen und harten Stuhlgang die Schleimhaut im After entzünden.

Eine Variante des Sitzbades ist die Pinselung mit Kamillenextrakt oder die Anwendung einer Salbe.

Eine weitere Erkrankung sind Analfisteln. Sie können gelegentlich Hinweise auf eine chronisch entzündliche Erkrankung des Dünn- oder des Dickdarms sein. Häufiger sind Analfisteln jedoch die Folge eines Abszesses. Der Abszess gibt in den After sowie in die umgebende Haut Eiter ab.

Mit Sitzbädern aus Kamillenextrakt lässt sich diesen Übeln zu Leibe rücken, denn die entzündungshemmende und juckreizstillende Wirkung der Kamille verschafft Erleichterung. Sie können sich den Extrakt selbst herstellen oder ihn als Fertigpräparat in der Apotheke kaufen.

> **Kamillenanwendung bei Wunden ersetzt nicht den Arzt**
>
> Größere Schnittwunden, Entzündungen, die sich immer weiter ausbreiten oder Druckgeschwüre, die nicht besser werden, sollten Sie veranlassen, unverzüglich einen Arzt aufzusuchen. Die Kamille dient der Vor- und Nachsorge.

Kamille heilt Hauteinrisse

Häufig wird die Haut am Finger mit einem Messer oder einer scharfen Papierkante verletzt. Die betroffenen Stellen bluten zwar nicht, sind aber recht schmerzhaft. Das Auftragen einer Kamillensalbe trägt dazu bei, nicht nur den Schmerz zu lindern, sondern sie heilt die kleine Wunde rascher und verhindert, dass sich der kleine Riss entzündet. Diese Vorgehensweise ist auch sinnvoll, wenn man sich bei der Gartenarbeit, zum Beispiel an dornigen Rosen, leicht verletzt hat.

Krankheiten der Haut

> ### Balsam nach der Rasur
>
> Viele Männer entwickeln nach der täglichen Rasur im Gesicht einen so genannten Rasierbrand. Die Haut brennt und ist unnatürlich gerötet. Meistens verschwindet dieser Effekt nach einer Weile von selbst. Das Abklingen dieser brennende Rötung lässt sich aber erheblich abkürzen, wenn man sich nach der Rasur mit etwas Kamillentinktur einreibt. Das beruhigt sofort die durch die Rasur gereizte Haut.

Kamille bei Eiterbeulen

Eine Eiterbeule (Furunkel) kann an jeder Körperstelle, an der sich Haare und Schweißdrüsen befinden, auftreten. Oft bildet sie sich am Nacken, in den Achselhöhlen und in der Leistengegend. Die häufigste Ursache von Eiterbeulen ist eine bakterielle Infektion mit Staphylokokken.

Der Furunkel ist zunächst gerötet, hart und schmerzt. Wenn er sich mit Eiter füllt, bekommt er eine gelbe Spitze. Drücken Sie eine Eiterbeule niemals aus, Sie verbreiten damit nur die Infektion. Behandeln Sie sie stattdessen mit heißen Kompressen. Versuchen Sie es mit einer Kamillenkompresse; Sie werden sehen, dass die Beschwerden damit gelindert werden und das Aufgehen und Abheilen des Furunkels beschleunigt wird. Am besten nehmen Sie heißen, starken Kamillentee, tränken ein Tuch damit, legen es auf die betroffene Stelle und umwickeln alles mit einem trockenen Tuch. Wiederholen Sie solche Kompressen möglichst alle zwei Stunden. Sie können natürlich statt Kamillentee auch eine Kamillenlösung nehmen. Bei der Anwendung von Fertiglösungen sollten Sie das Tuch in möglichst heißem Wasser tränken, bevor Sie es auf die entzündete Stelle legen. Kamillensalben sind für diesen Zweck weniger geeignet.

Die Furunkulose war in den 50er Jahren unter Kindern sehr verbreitet. Es ist eine Krankheit, die heute seltener auftritt.

Furunkel in der Aftergegend

Manche Menschen neigen zu Furunkeln am Po, was in mehrfacher Hinsicht unangenehm ist. Diese Furunkel lassen sich

Heilen mit Kamille

Wenn der eingeklemmte Nagel nach Tagen noch schmerzt und sich gelblich verfärbt, muss er meist gezogen werden.

durch ihre Lage schlecht selbst behandeln und bereiten Probleme beim Sitzen. Zur raschen und effektiven Behandlung sind in solchen Fällen ausgiebige Kamillensitzbäder zu empfehlen.

Bei sehr großen und schmerzhaften Furunkeln sollten Sie zum Arzt gehen. Er wird ihn fachmännisch öffnen, damit der Eiter abfließen kann. Möglicherweise wird Ihnen der Arzt ein Antibiotikum verschreiben, oder Ihnen die weitere Behandlung mit heißen Kamillenkompressen empfehlen.

Es soll auch darauf hingewiesen werden, dass Menschen mit einer Neigung zu Furunkeln und Abszessen wahrscheinlich ein geschwächtes Immunsystem haben. Auch wer chronisch geschwächt ist oder sich schlecht ernährt, bekommt häufiger eitrige Hautentzündungen. Neben der Anwendung von entzündungshemmenden und die Abheilung fördernden Hausmitteln sollten sich diese Menschen viel Bewegung verschaffen und sich gesund ernähren.

Wenn das Nagelbett entzündet ist

Kleine Verletzungen an Finger- oder Zehennägeln, die oft nicht beachtet werden, sind beliebte Eintrittspforten für Bakterien und Pilze. Ein Fußbad in Kamillenlösung hilft, die Eiterung zu beseitigen. Bei einem eitrigen Nagelbett des Fingers steckt man das Handglied am besten immer wieder in ein Glas mit verdünnter Kamillentinktur. Anschließend eine Mullbinde umlegen.

Oder: 2 EL getrocknete Kamillenblüten in 1 l heißes Wasser geben, auf Körpertemperatur abkühlen lassen und dann mindestens 10 Minuten lang Finger oder Füße darin baden. Mehrmals täglich anwenden.

Das Heilkraut gegen Hautwolf

Bei langen Wanderungen oder beim Radfahren kann es passieren, dass man sich die Innenseiten der Oberschenkel wund reibt. Die betroffenen Hautstellen sind gerötet und feucht, oft bilden sich Schuppen und Blasen, und es entsteht ein unangenehmer

Geruch. Durch Schweiß werden die Symptome noch verstärkt. Hautwolf, in der Fachsprache Intertrigo genannt, geht manchmal mit einer Pilzinfektion durch Candida-Pilze einher. Manche Menschen haben damit generell in Hautfalten Probleme. Anfällige Stellen sind vor allem die Hautfalten am After.

Wichtig ist, solche Bereiche möglichst trocken zu halten. Dies gilt auch zur Vorbeugung von Hautwolf. Ist er einmal da, lassen sich die Schmerzen mit Kamillenkompressen lindern. Bei starkem Hautwolf kann es unter Umständen besser sein, wenn Sie die Kamille in Puderform anwenden und mit einer Puderquaste vorsichtig betupfen. Wechseln Sie häufig die Wäsche, wenn eine Pilzinfektion die Ursache sein könnte.

Die Kamillenanwendung wirkt nicht nur entzündungshemmend und wundheilend, sondern tötet auch Pilze ab. In extremen Fällen sollten Sie unbedingt zum Arzt gehen.

Die Popularität der Kamille hat auch einen Nachteil. Viele glauben, das sind »olle Kamellen« und suchen nach neuen Wundermitteln.

Gute Erfahrungen mit Kamillensalbe

Aufgrund einer Befragungsaktion bei 2500 niedergelassenen Ärzten wurde die Wirksamkeit und Verträglichkeit von Kamillensalben (Kamillosan) bei entzündlichen Hauterkrankungen zu über 95 Prozent als sehr gut bis gut beurteilt. Sie wurden zum Beispiel nach längerer äußerlicher Anwendung von Kortisonpräparaten als sinnvolle Therapieergänzung angesehen.

In einer Studie an 160 Patienten mit entzündlichen Hauterkrankungen wie allergisches Ekzem, Neurodermitis, Unterschenkelekzem, seborrhoisches Ekzem an Hand, Unterarm und Unterschenkel war das Kamillenpräparat in der Intervall- oder in der Erhaltenstherapie fast genauso wirksam wie einer der herkömmlichen Entzündungshemmer.

Kamille bei Verbrennungen

Bei Verbrennungen oder Verbrühungen kann die Haut unterschiedlich stark geschädigt und auch gefährlich verletzt werden. Deswegen werden Verbrennungen je nach Stärke in verschiedene

Heilen mit Kamille

Erste Hilfe bei Verbrennungen ersten und zweiten Grades ist sofortige längere Wasserkühlung.

Grade eingeteilt. Unabhängig von der Schwere der Verbrennungen sind die Sofortmaßnahmen dieselben. Wenn möglich sollte die verbrannte Hautstelle mindestens eine Viertelstunde lang unter kaltes Wasser gehalten werden. Das lindert einerseits die Schmerzen und gibt andererseits die der Haut so plötzlich entzogene Flüssigkeit zurück und verhindert bei leichteren Verbrennungen, dass sich Brandblasen bilden.

■ Verbrennungsgrade und Erstbehandlung

Bei Verbrennungen ersten Grades wird die Haut rot und schwillt an. Obwohl sie nicht gefährlich sind, können diese Verbrennungen außerordentlich schmerzhaft sein. Nachdem Sie den verbrannten Körperteil eine Weile unter fließendes kaltes Wasser gehalten haben, hilft eine kalte Kamillenkompresse zur weiteren Schmerzlinderung. Sie können dazu kalte Lösungen oder auch kalten Kamillentee verwenden. Einen verbrannten Finger oder auch die ganze Hand tauchen Sie der Einfachheit halber in eine Schüssel mit Kamillentee oder in mit Kamillenlösung angereichertes Wasser und schützen die verbrannte Stelle anschließend vorübergehend mit einem Verband, den Sie nur leicht um die verbrannte Hautstelle wickeln. Bei einer Verbrennung ersten Grades am Rumpf können Sie den Körperteil nicht unter Wasser halten und müssen entsprechend eine Kamillenkompresse auflegen, die Sie dann mit einem trockenen Tuch abdecken.

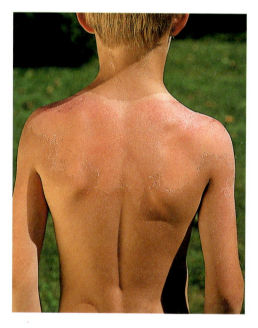

Bei starkem Sonnenbrand können Sie die Schmerzen mit Kamillenkompressen lindern.

Bei Verbrennungen zweiten Grades bilden sich bereits Blasen. Das heißt, tiefere Hautschichten sind ebenfalls geschädigt. Bei der Wundversorgung müssen Sie immer darauf achten, dass die verbrannte Stelle nur mit Verbandmaterial abgedeckt wird, das nicht mit der Wunde verklebt. Nehmen Sie saubere, mit kaltem

Wasser, getränkte Tücher, die Sie auf die Wunde legen und häufig wechseln. Das Wasser sollte eine Kamillenlösung enthalten. Am besten geeignete Materialien sind Leinen und Baumwolle. Synthetische Materialien hingegen können mit der verbrannten Haut verkleben.

Bei Verbrennungen dritten und vierten Grades muss sofort die Einweisung in eine Klinik veranlasst werden.

Kamille und Abszesse

Nach einer Entzündung der Haut durch Bakterien bildet sich manchmal ein Abszess, eine Art Kapsel gefüllt mit Eiter, der aus zerstörten Gewebezellen besteht. Ein Abszess kann außer durch Bakterien auch durch Pilze verursacht sein.

Meist werden Hautabszesse vom Arzt geöffnet, damit der Eiter abfließen kann. Die in der Regel daran anschließende Antibiotikabehandlung können Sie durch die Anwendung von Kamillenumschlägen unterstützen. Bei kleinen Abszessen können Sie es auch zunächst nur mit der antibiotischen Wirkung der Kamille versuchen. Sie müssen bei Lösungen dann eine etwas höhere Konzentration ansetzen oder eine Tinktur verwenden.

Ein probates Mittel gegen juckende Mückenstiche: Das Insekt einfach saugen lassen, es zieht die eingespritzte Flüssigkeit wieder mit nach draußen.

Linderung und Desinfektion nach Insektenstichen

Nach einem Bienen- oder Wespenstich gelangt das Gift des Insektes in unseren Körper, bei Mückenstichen eine Flüssigkeit, die die Blutgerinnung herabsetzt. Sofern man nicht allergisch auf Insektengift reagiert, ruft ein Stich meist nur harmlosen Juckreiz und Rötung an der Einstichstelle hervor. Manchmal dauert der Juckreiz aber länger an, verleitet zum Kratzen, und die Einstichstelle blutet dann leicht. Verhindern Sie, dass es zu einer Infektion kommt, indem Sie die Stelle mit Kamillenlösung einreiben. Beruhigende und juckreizstillende Effekte erreichen Sie bereits mit einem benutzten Teebeutel. Besser ist natürlich, wenn Sie eine Tinktur oder gar eine Salbe zur Hand haben, denn dann lassen Rötung und Juckreiz schnell nach.

Heilen mit Kamille

Kamille gegen Mundgeruch und Zahnschmerzen

Die antiseptischen Eigenschaften der Kamille helfen, die Mundhöhle zu reinigen, beugen Irritationen und schlechten Gerüchen vor.

»Ein gesunder Zahn wird selten krank«, so die Werbung der Krankenkassen für richtiges Zähneputzen. Doch die Gesunderhaltung unserer Zähne ist ein spezielles Kapitel. Bereits im Kindesalter wird uns von den Eltern und vom Zahnarzt das richtige Putzen gepredigt. Dass dies viele Menschen dennoch als Erwachsene noch immer nicht beherrschen, beweisen die weit verbreiteten Zahnerkrankungen.

Im Mund können aber nicht nur die Zähne krank werden, auch Entzündungen der Mundschleimhaut sowie Kiefererkrankungen sind nicht selten. Zum Beispiel werden viele Menschen von Mundsoor geplagt, einem lästigen Pilz, oder von Herpes, einer immer wiederkehrenden Virusinfektion in den Mundschleimhäuten. Auch bei Fieber kommt es bei manchen Menschen zu schmerzhaften Bläschen im Mund, die Schwierigkeiten beim Essen bereiten.

Die heilenden Kräfte der Kamille können manche schmerzhafte Läsion im Mund lindern und heilen: durch Gurgeln, Spülen und Tupfen mit Tee, Lösung oder Tinktur.

So werden Sie Mundgeruch los

Bei vielen Menschen ist Mundgeruch ein Zeichen mangelnder Zahnpflege. Essensreste werden nicht rechtzeitig durch Putzen der Zähne beseitigt, so dass sie durch Bakterien zersetzt werden. Dabei entwickelt sich Zahnbelag, der dann übel »aus dem Mund« riecht.

Andererseits können manche Menschen tatsächlich nichts für ihren störenden Mundgeruch. Sie sind vielleicht magenkrank oder haben eine eitrige Entzündung der Mandeln oder der Mundschleimhaut. Ist das der Fall, sollte zusätzlich zur üblichen Mundhygiene zur Kamille gegriffen werden.

Spülen Sie mit verdünntem Kamillenextrakt wie mit einem Mundwasser. Verlieren Sie aber nicht die Geduld – es kann schon

Behandlung im Mund

ein paar Tage dauern, bis sich die Entzündungen im Mund zurückbilden oder sich der Eiter durch die Einwirkung der Kamille auflöst. Wenn die Mundbäder mit Kamille nicht helfen, dann muss der Arzt nach der Ursache des Mundgeruchs suchen.

> ### Linderung bei Zahnschmerzen
>
> Zahnschmerzen können einem den letzten Nerv rauben. Ursache ist in der Regel Karies. Deswegen sollten Sie bei Zahnschmerzen auch möglichst bald zum Zahnarzt gehen. Bis dahin können Sie die Schmerzen mit Kamille auf ein erträgliches Maß lindern, indem Sie so oft wie möglich den Mund mit einer Lösung aus Kamillenextrakt oder -tinktur spülen.

Kamille nach dem Zähneziehen

Manchmal lässt sich ein kranker Zahn beim besten Willen nicht erhalten und muss gezogen werden. Zähne müssen aber auch manchmal entfernt werden, um Platz für andere, zu eng stehende Zähne zu schaffen. Oft sind es die Weisheitszähne, die dann weichen müssen. Auf jeden Fall verursacht eine Zahnextraktion eine relativ große Wunde. Hat die Spritze nachgelassen, kommen noch Schmerzen hinzu.

Nach der Extraktion querliegender Weisheitszähne bleibt eine tiefe Wunde, die monatelang mit Kamille gesäubert werden sollte.

Die Heilung können Sie fördern, wenn Sie mit Kamillenextrakt mehrmals am Tag spülen. Lassen Sie die Kamille gut auf die Wunde einwirken, indem sie die Lösung bis zu einer Minute an der wunden Stelle belassen und erst dann wieder ausspucken. Bei mehrmaligen Wiederholungen zunächst in Abständen von einer halben Stunde, später von zwei Stunden, fördern Sie nicht nur die Wundheilung, sondern lindern auch die damit verbundenen Schmerzen. Außerdem beugen Sie gleichzeitig einer Infektion der Wunde vor. Wenn Sie wieder in der Lage sind zu essen, sollten Sie den Mund am besten noch ein bis zwei Tage jeweils nach den Mahlzeiten mit Kamille spülen.

Genauso verfahren Sie nach einer Kieferoperation oder wenn Sie eine Parodontosebehandlung erhalten haben. Meistens wird

Zahnpasta enthält etwa ein Prozent Aromastoffe oder antibakterielle Wirkstoffe, darunter auch Kamille.

Ihnen der Zahnarzt ein Kamillen-Fertigkonzentrat verordnen und Ihnen auch sagen, wie oft Sie damit spülen oder gurgeln sollen.

Mit Kamille Zahnfleischbluten stoppen

Wenn das Zahnfleisch nach dem Putzen blutet, kann das ein Zeichen sein, dass Sie Zahnstein oder eine Zahnfleischentzündung haben. Eine Zahnfleischentzündung beginnt meist an den Zahnhälsen. Dort ist das Zahnfleisch weicher als in den umliegenden Regionen. Bei einer Entzündung ist es geschwollen und stark gerötet. Spülen Sie nach jedem vorsichtigen Zähneputzen ihren Mund und besonders die betroffene Stelle mit einer Kamillenlösung. Nach wenigen Tagen sollte die Entzündung abklingen, ansonsten sollten Sie den Besuch beim Zahnarzt nicht länger aufschieben.

Nach der Wurzelbehandlung kommt die Kamille

Eine Wurzel- oder Wurzelhautentzündung des Zahns ist äußerst schmerzhaft. Die folgende meist notwendige Wurzelbehandlung zählt zu den unangenehmsten Therapien an den Zähnen. Damit sich in der offen liegenden Zahnwurzel keine Bakterien breit machen, ist es zu empfehlen, durch Kamillenspülungen einer Infektion vorzubeugen. Die Methode ist sehr erfolgreich und lindert gleichzeitig wirksam die Schmerzen.

Kamille heilt Fieberbläschen

Fieber ist immer ein Zeichen, dass der Körper gegen eingedrungene Krankheitserreger, also Bakterien und Viren oder andere schädliche Stoffe, kämpft. Deswegen sollte man auch nicht sofort fiebersenkende Maßnahmen ergreifen. Dauert das Fieber allerdings länger als drei Tage an, sollte man einen Arzt aufsuchen.

Viele Menschen bekommen bei Fieber Bläschen im Mund und an den Lippen. Sie sind meist sehr schmerzhaft und obendrein berührungsempfindlich. Das Essen und vor allem das Trinken –

Äußere Mundregionen

was bei fiebernden Menschen besonders wichtig ist – wird dadurch sehr erschwert. An den Lippen können Sie mit kamillengetränkten Pads die Fieberbläschen behandeln. Haben Sie die Bläschen im Mund, dann sollten Sie trotz Schmerzen versuchen, den Mund mit einer Kamillenlösung zu spülen. Beginnen Sie zunächst mit einer weniger konzentrierten Lösung. Wenn Sie feststellen, dass Ihnen die Spülung gut tut, können Sie die Lösung auch etwas stärker zubereiten. Einfacher geht das natürlich mit einem Fertigpräparat aus der Apotheke. Der Apotheker wird Sie entsprechend beraten.

Gefäßverengung durch häufiges Zigarettenrauchen kann eine Ursache für Zahnfleischentzündung sein.

Mit Kamille gegen Herpesbläschen

Fieberbläschen können auch Herpesbläschen sein. Herpes ist eine bläschenartige Viruserkrankung, von der es zwei Typen gibt. Typ 1 kommt vor allem an den Lippen, in der Mundschleimhaut und an der Nase vor. Unter Juckreiz, Brennen und Spannungsgefühl entstehen kleine Bläschen, die leicht aufplatzen und sich dann ausbreiten. Nach dem Abheilen kommt es immer wieder zu Rückfällen. Kratzen Sie die Bläschen nicht auf. Wenn Sie statt dessen mit Kamillenlösung den Juckreiz nehmen, verhindern Sie die Narbenbildung, lindern die Schmerzen und bekämpfen auch die lokal vorhandenen Viren. Typ 2 erscheint an den äußeren Geschlechtsteilen.

Mundschleimhautentzündung

Auf eine Mundschleimhautentzündung oder Stomatitis weisen häufig Schleimhautblutungen und Mundgeruch hin. Der ganze innere Mundbereich ist geschwollen, oft entstehen schmerzende Bläschen und Geschwüre. Ursache kann eine Infektion mit Bakterien und Viren sein, aber auch mangelnde Mundhygiene oder starkes Rauchen.

Bekämpfen kann man die Stomatitis mit desinfizierenden Mitteln. Kamillenspülungen sind eine wirksame Therapie. Auch wenn der Arzt bei einer schweren bakteriellen oder Virusinfekti-

Heilen mit Kamille

Guajazulen, eine Variante des Azulens, ist ein Kamillbestandteil von Mund- und Nasensalben.

on Antibiotika verordnen wird, kann die begleitende Anwendung mit Kamille die Schleimhautentzündung rascher zum Abklingen bringen.

Eingerissene Mundwinkel

Wenn Sie immer wieder Einrisse in den Mundwinkeln bekommen, dann haben Sie vermutlich Eisenmangel und sollten dies vom Arzt untersuchen lassen. Aber auch Zuckerkranke haben oft dieses Problem. Die Symptome treten manchmal auch bei einer Infektion auf. Tupfen Sie mit Kamille getränkte Pads auf die Mundwinkel, am besten mehrmals am Tag, und cremen Sie die Lippen anschließend mit einer Kamillensalbe ein. Dann sind die schmerzhaften Einrisse bald nicht mehr zu sehen.

Er ist der Verursacher von Mundsoor: der Pilz Candida albicans. Hier gut zu sehen unter dem Rasterelektronenmikroskop.

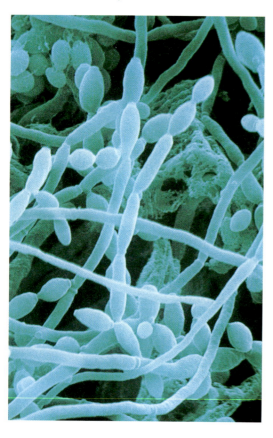

Mundsoor

Pilze im Mund, denn darum handelt es sich beim Mundsoor, sind eine unangenehme Sache. Verursacher ist der Pilz Candida albicans. Normalerweise wird der Pilz von der Schleimhaut unter Kontrolle gehalten. Bei Antibiotikabehandlung aber, wenn der Organismus geschwächt ist, kann er sich übermäßig ausbreiten. Die Infektion lässt sich zwar ganz gut mit Antipilzpräparaten eindämmen, sie kehrt aber häufig zurück.

Deswegen ist hier Vorbeugung angesagt: Spülen Sie täglich mit der auch antimykotisch (also pilztötend) wirkenden Kamille. Dann haben Sie die Chance, dass Mundsoor weniger häufig oder gar nicht mehr auftritt. Gewöhnen Sie sich die Spülungen mit Kamille als zusätzliches Zähneputzen an, damit betreiben Sie die beste Vorbeugung.

Kamille gegen Kinderbeschwerden

Kinder haben im Laufe ihres Heranwachsens vielerlei Beschwerden und Krankheiten. Zur Linderung von Schmerzen und Unwohlsein ist die Kamille ideal, denn die schützende und pflegende Wirkung der Kamillenblüten sowie die Kombination von antiphlogistischer und spasmolytischer Wirkung erspart gerade bei Kindern oft den Einsatz von »starken Geschützen«.

Die innerliche Einnahme von Tees aus Kamille steht beispielhaft für die Anwendung dieses Heilkrauts.

Kamille bei Magenverstimmungen

Kinder verderben sich schnell einmal den Magen. Je kleiner sie sind, um so unvernünftiger sind sie, was das Naschen anbelangt. Und die Eltern können ja nicht ständig auf den Nachwuchs aufpassen. So bemerken sie es hin und wieder gar nicht, wenn ihre Tochter oder ihr Sohn Schokolade, Kuchen, Crackers, Eis, Bonbons und Wurstbrote durcheinander essen. Und die Kleineren stecken Schnee und Gras in den Mund, wenn man sie gerade mal nicht mit Argusaugen beobachtet. Und ganz schnell haben sie sich den Magen verdorben.

Magenpförtner-Krampf bei Säuglingen

Wenn Ihr Kind in seinen ersten Lebenstagen gedeiht und dann plötzlich jede Nahrung wieder herausbricht, dann können Sie davon ausgehen, daß der Magenpförtner nicht richtig schließt. Die Mahlzeit kommt in hohem Bogen als Strahl wieder zurück. Geben Sie Ihrem Baby zu dem vom Arzt verordnetem Medikament löffelweise Kamillentee in einer Gesamtmenge von ungefähr einem normalen Wasserglas.

Bei jeder Form von verdorbenem Magen und bei Darmbeschwerden sollten Sie Ihrem Kind als erstes Kamillentee geben – und zwar ungesüßt. Er hilft auch gut gegen Erbrechen, da die Kamille den gereizten Magen beruhigt. Das einzige Problem hierbei ist, dass Kinder keinen Kamillentee mögen.

Kamille bei unterkühlter Blase

Im Sommer im Freibad, im Winter im Hallenbad, das Toben im Wasser macht Kindern zu jeder Jahreszeit Spaß. Deswegen bleiben sie auch gern viel zu lang im Wasser und unterkühlen sich daher auch öfter. Eine Blasenentzündung kommt daher im Kindesalter öfter vor.

Genauso wie bei Erwachsenen hilft dagegen die Kamille. Sie sollten natürlich das Kind warm halten, und wenn es Fieber hat auch ins Bett stecken. Dazu geben Sie ihm täglich einen selbst zubereiteten Blasentee aus Kamillenblüten gemischt mit Bärentraubenblättern.

Kamilleeinläufe bei Fieber

Mit der Kombination Kamille-Bärentraube haben Sie ein wirksames Entkeimungsmittel für die Blase zur Hand.

Einläufe bewirken bei Kindern mit Fieber erstaunliche Effekte. Hat Ihr Kind hohes Fieber, lässt sich mit Kamilleneinläufen das Fieber um etwa ein Grad Celsius senken. Damit werden auch die Fieberbegleiterscheinungen wie Benommenheit und Unruhe stark nachlassen.

Am besten verwenden Sie zum Einlauf Kamillentee. Hat Ihr fieberndes Kind Verstopfung, dann sollte der Tee zimmerwarm sein, leidet es zusätzlich zum Fieber an Erbrechen und Durchfall, dann nehmen Sie lauwarmen Tee, um der inneren Austrocknung entgegenzuwirken. Das dazu notwendige Klistier oder den Irrigator können Sie in der Apotheke kaufen.

Sie können auch in Kamillentee getränkte kalte Wadenwickel machen, um das Fieber zu senken (System Halswickel Seite 114).

Einlauf und Wadenwickel sollten Sie mehrere Male täglich wiederholen. Wenn das Fieber dann immer noch nicht sinken will und das Kind außerdem Fieberkrämpfe entwickelt, sollten Sie unbedingt den Kinderarzt rufen.

Kamille gegen Einschlafstörungen

Kinder haben immer wieder Zeiten, zu denen sie abends nicht einschlafen wollen, wenn man sie zu Bett gebracht hat. Dafür kann es viele Gründe geben. Oft sind sie vom Spielen überdreht

Rezepturen für die Kleinen

oder können andere Tagesereignisse nicht abschütteln, weil sie sie zu intensiv erlebt und noch nicht verarbeitet haben.

Ein ideales Mittel gegen Einschlafstörungen ist die Kaltwasserabreibung oder -waschung. Sie können Sie im übrigen auch bei fiebernden Kindern durchführen. Nehmen sie ein Frotteetuch, tauchen es in kaltes (aber nicht zu kaltes) Wasser, dem sie vorher eine Tasse Kamillentee hinzugefügt haben. Wenn Ihr Kind etwas dagegen hat, dass sein ganzer Körper gewaschen wird, dann beschränken Sie die Waschungen auf Hände und Füße. Sie werden sich wundern wie gut diese Anwendung wirkt.

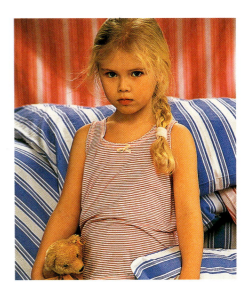

Oftmals fällt kleinen Kindern das Einschlafen schwer, wenn die Ereignisse des Tages aufregend waren.

Schnupfen und verstopfte Nase

Egal, wie alt man ist, Schnupfen, Husten, Heiserkeit machen vor niemandem halt. Durch die Anwendung von Nasentropfen schwellen zwar die Nasenschleimhäute rasch ab, doch sollten Nasentropfen nur kurzzeitig und bei Kindern möglichst nicht angewendet werden. Viel geeigneter bei verstopfter Nase ist eine klebrig süße Kamillenlösung, deren Rezept Sie auf Seite 110 finden. Diese Lösung können Sie mit einer Pipette in die Nase einführen, das geht sogar bei Säuglingen.

Bei länger andauerndem Schnupfen ist ein Kopfdampfbad zwei- bis dreimal am Tag die beste Lösung. Im übrigen gibt es in der Apotheke auch milden Nasenbalsam.

Wenn keine Kamille als Schnupfenmittel für das Kopfdampfbad im Hause ist, kann mit rohen Zwiebelstücken oder einfach Kochsalz im Heißwasser inhaliert werden.

Wenn Ihr Kind Bauchschmerzen hat

Über Bauchschmerzen klagen Kinder ganz besonders oft. Nicht immer handelt es sich dabei um Anzeichen einer beginnenden Erkrankung. Kindern schlägt psychischer und auch körperlicher Stress nicht wie bei Erwachsenen auf den Magen, sondern auf den Bauch. So können Kinder regelrecht unter Bauchkrämpfen leiden, ohne dass sie krank sind. Bei Kleinkindern sind oft

Blähungen die Ursache. Trotzdem handelt es sich aber auch häufig um Magen-Darm-Störungen, wenn Kinder Bauchweh haben.

Bauchwickel mit Kamille heißt hier die erste Therapie. Dazu nehmen Sie warmen Kamillentee und verwenden am besten auch noch die abgeseihten Kamillenblüten. Der Tee sollte so warm sein, wie es Ihr Kind verträgt. Um die Wirkung zu verstärken, können Sie auf den Wickel noch eine Wärmflasche auflegen - sofern Ihr Kind den Druck verträgt. Wenn die Wärmflasche zu schwer ist, sollten Sie es bei dem Wickel bewenden lassen, ihn aber jede Viertelstunde erneuern, denn er kühlt rasch aus.

Wenn die Bauchschmerzen oder -krämpfe mit dieser Behandlung nicht nachlassen, sollten Sie mit Ihrem Kind zum Arzt gehen.

Wenn Ihr Kind zahnt

Babys haben es gern, wenn man ihnen das Zahnfleisch um die durchbrechenden Zähnchen herum mit Kamillenextrakt auf dem Finger einreibt. Aber Achtung: Beißgefahr!

Wer Kinder hat, weiß, wie anstrengend für das Kind, aber auch für die Eltern, das Zahnen sein kann. Auch wenn die ersten Zähne noch so klein sind, sie müssen sich durch das zarte Zahnfleisch bohren, und das bereitet vielen Kindern starke Schmerzen sowie entzündetes und geschwollenes Zahnfleisch. Kamillenextrakt lindert die Schmerzen und lässt das Zahnfleisch abschwellen. Am wirksamsten ist es, wenn Sie das entzündete Zahnfleisch mit dem Kamillenextrakt einpinseln. Lassen Sie Ihr Kind zusätzlich damit immer wieder den Mund spülen.

Noch besser ist: Kamillenlösung auf den Finger und einreiben, das sachte Reiben allein schon tut den Babys gut.

Kamille

Die Kamille hilft auch gegen Ohrenschmerzen, Husten und Bronchitis - Krankheiten, von denen auch Kinder nicht verschont bleiben, und bei denen die Anwendung der Kamille in anderen Kapiteln dieses Buchs beschrieben wird. Eine entsprechende Anwendung bei Kindern ist sehr empfehlenswert, auch wenn sie hier nicht gesondert erscheint.

Kamille – nicht nur ein altbewährtes Frauenmittel

Die Kamille ist ein uraltes Mittel gegen Frauenleiden. Darauf verweist nicht nur ihr lateinischer Name Matricaria, sondern auch volkstümliche Bezeichnungen wie Mutterkraut oder Mägdeblume.

Wenn man sich ihre Wirkungsweise vor Augen führt, ist dies verständlich. Gerade bei Frauenbeschwerden, denen ja häufig keine Krankheit zugrunde liegt – man denke an Menstruationsbeschwerden – ist es sinnvoll, diese mit natürlichen Mitteln zu lindern, statt belastende Medikamente anzuwenden.

Die Kamille ist ideal zur Behandlung von Unterleibserkrankungen oder zu deren Unterstützung, denn ihre Wirkung besonders auf die Schleimhäute prädestiniert sie geradezu für die Behandlung von Scheidenentzündungen. Probate Mittel sind hier Sitzbäder und Spülungen.

Viele Kamillenanwendungen für Frauen hängen mit dem Zyklusgeschehen zusammen. Einfacher Kamillentee erleichtert Schmerz- und Krampfzustände.

Menstruationsbeschwerden mit Kamille lindern

Die Tage vor der Monatsregel empfinden viele Frauen als sehr unangenehm. Die Laune ist schlecht, die Haare liegen nicht mehr richtig, es kommt häufig zu verstärkter Wassereinlagerung in den Beinen und überhaupt im Körper. Stellen sich die Blutungen dann ein, leiden manche Frauen oft unter krampfartigen Schmerzen im Unterleib. Besonders davon betroffen sind die jungen Frauen – und das jeden Monat. Zu Großmutters Zeiten hieß es lapidar, dass man das eben aushalten müsse, das gehöre zum Frauendasein.

Heute herrscht eine solche Einstellung glücklicherweise nicht mehr. Und man weiß auch, dass starke Schmerzen während der Monatsblutungen durchaus zu lindern sind.

Hier ein Tipp: Etwa ab dem dritten Tag vor Eintreten der Regelblutung bis zum Abklingen der Blutung täglich nach den Mahlzeiten 10 bis 15 Tropfen Kamillentinktur eingeträufelt in Wasser einnehmen.

Heilen mit Kamille

Bei einer schmerzhaften Menstruation hilft die mit der Kamille verwandte Schafgarbe. Beide können zusammen in einem Teeaufguss getrunken werden.

■ Krämpfe müssen nicht sein

Wenn sich während der Monatsblutung trotzdem Krämpfe einstellen oder sie ungewöhnlich stark sind, dann helfen Kamillen-Bauchwickel. Ein vorher angewärmtes Tuch steckt man in heiße Kamillenlösung, wringt das Tuch aus und wickelt es um den Leib und darüber noch ein trockenes Frotteetuch, damit das Kamillentuch länger warm bleibt. Die Kamille entfaltet dann ihre ganze beruhigende und krampflösende Wirkung. Der Wickel wird erst erneuert, wenn er abgekühlt ist. Die Wirkung wird gefördert, wenn man sich während dieser Zeit ins Bett legt oder es sich auf einem Sofa bequem macht und sich zusätzlich in eine wärmende Decke einhüllt.

> **Kamillenanwendung wie zu Großmutters Zeiten**
>
> Um Waschtücher für die Reise vorzubereiten, geben Sie 3 Teelöffel Kamille auf 250 ml Wasser. Zerzupfen Sie Leinenstücke zu Scharpie (also watteähnlicher Konsistenz), drücken Sie sie fest in eine luftdichte Dose und tropfen darüber so viel von der Mischung, dass jedes Stück eben angefeuchtet ist.
>
> Um die Genitalien zu waschen, mischen Sie 1 Teelöffel des Kamillenessigs unter 250 ml Wasser, um den pH-Wert der Haut einzustellen und Pilzinfektionen zu vermeiden. Geben Sie 2 Teelöffel zu 250 ml Wasser als Dusche oder Wäsche von Vagina oder Penis gegen Pilzbefall.

Kamille hilft bei Scheidenentzündungen

In der gesunden Scheide besteht ein ausgeglichenes Säuremilieu, das auch die sich dort zahlreich tummelnden Bakterien in Schach hält. Das schließt nicht aus, dass es trotzdem zu Entzündungen kommen kann. Durch Reibungen an den Oberschenkeln, durch Fahrradfahren usw. kann sich die Scheide ebenfalls entzünden. Auch durch häufigen Geschlechtsverkehr ist eine Scheidenentzündung nicht auszuschließen. Die Ursachen für diese in der medizinischen Fachsprache Kolpitis genannte Entzündung sind

Kamille bei Frauenleiden

vielfältig. Sie wird aber immer von einem unangenehmen Gefühl, Brennen, Jucken und sehr oft auch von Schmerzen begleitet. Eine solche Scheidenentzündung lässt sich gut mit der entzündungshemmenden Kamille behandeln.

■ Spülungen oder Bäder

Zur Linderung mit Kamille gibt es mehrere Möglichkeiten. Je nach Zeit und Aufwand können Sie sich zwischen einer Scheidenspülung, einem Sitzbad oder auch einem Vollbad entscheiden. Dabei ist es stets am besten, dass Sie die Kamille in ihrer reinen Form verwenden. Denn Zusatzstoffe können die Scheide reizen und den reiznehmenden Effekt der Kamille aufheben. Wenn Sie meinen, dass Ihnen das nicht genügt, fragen Sie den Apotheker oder auch den Arzt, welche Fertigzubereitungen der Kamille Sie unbedenklich anwenden können. Sitzbäder oder Spülungen können Sie bei akuten Entzündungen mehrmals am Tag machen. Wenn Sie an einer chronischen Scheidenentzündung leiden, ist ein tägliches Sitzbad oder eine tägliche Spülung zu empfehlen.

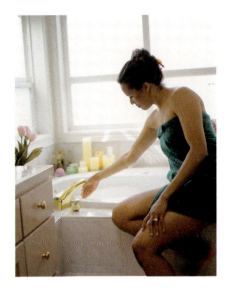

Sitz- und Vollbäder mit Kamille sind wohltuend, entspannend und natürlich auch reinigend.

■ Altersbedingte Beschwerden

In den Wechseljahren wird die Scheidenschleimhaut dünn und spröde, sodass die damit verbundene Austrocknung der Scheide eine Entzündung verursachen kann. So kommt es nicht nur häufig zu Juckreiz, sondern auch zu Schmerzen beim Geschlechtsverkehr. Diese Beschwerden können Sie ebenfalls mit Sitzbädern kurieren und die Entzündung lindern.

Gegen die altersbedingte Austrocknung der Scheide helfen Kamillensitzbäder hingegen nicht. Denn deren Ursache ist die nachlassende Östrogenproduktion in den Eierstöcken. Um die Austrocknung der Scheide hinauszuzögern, kann Ihnen der Arzt die geeigneten Mittel verschreiben, zum Beispiel eine Östrogensalbe.

Auch bei einer Scheidenentzündung durch Trichomonaden (winzige Geißeltierchen, die etwa in Freibädern »lauern«) hilft ein Kamillensitzbad.

Bakterielle Scheidenentzündung

Eine andere Art der Scheidenentzündung ist die bakterielle Vaginose. Bei einer bakteriellen Scheidenentzündung besteht die Gefahr, dass die Infektion in die Gebärmutter und Eierstöcke aufsteigt. Das kann bedeuten, dass die Infektion eine spätere Unfruchtbarkeit nach sich zieht. Sie ist also unbedingt ärztlich zu behandeln.
Ein deutlicher Hinweis ist ein ganz spezifischer Fischgeruch. Der Arzt verordnet dann in der Regel Medikamente, die das natürliche Scheidenmilieu wieder herstellen. Aufgrund ihrer antibakteriellen Wirkung, bieten sich auch hier Kamillensitzbäder an.

Kamille lindert Herpes genitalis

In den USA war Herpes genitalis vor Jahren geradezu eine Modekrankheit. Durch Kondome kann die Ansteckung weitgehend ausgeschlossen werden.

Bei dieser Schleimhautinfektion handelt es sich um eine durch den Geschlechtsakt übertragene Infektion mit dem Herpesvirus. Die Herpes-genitalis-Infektion ist in Deutschland sehr verbreitet. Sie kann völlig asymptomatisch verlaufen, aber durch die Bläschenbildung in der Scheide auch sehr starke Schmerzen, sogar beim Wasserlassen bereiten. Typisches Zeichen ist Ausfluss, manchmal geht die Infektion auch nur mit schmerzenden Rötungen einher.

Zur Linderung bieten sich Kamillensitzbäder an, die Sie je nach Symptomatik beliebig oft und lange nehmen können. Die Kamillenbäder lindern auf jeden Fall die Symptome. Eine Herpesinfektion der Scheide muss aber unbedingt vom Arzt mit Virustatika behandelt werden. Eine Therapie mit Kamille allein reicht nicht aus.

Pilzinfektion der Scheide

Die Scheide bietet für Pilzinfektionen ein ideales Milieu. Am häufigsten sind die Pilzinfektionen mit Candida albicans; sie entstehen oft nach einer Behandlung mit Antibiotika oder auch bei geschwächter Widerstandskraft des Organismus. Der Pilz kann aber auch durch Geschlechtsverkehr übertragen werden.

Man bemerkt die Pilzinfektion meistens durch Juckreiz und dicklichem, hüttenkäseartigem Ausfluss sowie Beschwerden beim Wasserlassen. Der Arzt wird eine Pilzinfektion mit Antimykotika, also Antipilzmitteln, behandeln. Um die Heilung zu unterstützen und zu fördern, sind Kamillensitzbäder sehr zu empfehlen. Bei einer akuten juckenden Entzündung sollten Sie zweimal täglich Sitzbäder nehmen. Wenn der Partner angesteckt ist, sollte er sich ebenfalls einer Pilzbehandlung unterziehen und mit Kamillenbädern die Therapie unterstützen.

Kamillenbäder gegen Scheidenkrampf

Scheidenkrämpfe sind ruckartige Muskelkontraktionen. Sie haben in seltenen Fällen eine organische, meistens jedoch eine psychische Ursache und gehen mit starken Schmerzen einher. Entspannung ist das beste Mittel, und ein heißes Vollbad mit Kamillenzusatz ist da genau das Richtige.

Kamillensitzbäder nach der Geburt

Nach der Entbindung hat jede Frau in den ersten sechs Wochen mehr oder weniger starken Wochenfluss. Da dieser bräunlich-blutige Ausfluss stark riecht, wäscht sich jede Frau in dieser Zeit besonders oft. Wird dem Waschwasser Kamille zugesetzt, hat dies gleich zwei Effekte: Desinfektion und Vorbeugung einer Infektion im Genitalbereich.

Bei einer Geburt kommt es häufig zum Dammriss, wenn das Gewebe beim Durchtritt des Kopfes zu stark gedehnt wird und seine Elastizität nicht mehr ausreicht, um dem Druck standzuhalten. Manchmal nimmt der Geburtshelfer von vornherein einen Dammschnitt vor, um ein Einreißen zu verhindern. Diesen sehr kurzen Einschnitt nimmt die Frau kaum war, und er wird nach der Geburt genäht. Ein Dammriss oder Dammschnitt verursacht eine Wunde, deren Heilung sehr effektiv durch Kamillensitzbäder gefördert wird. Die Bäder sollten während der gesamten Wochenbettzeit genommen werden.

Allgemein und vor der Geburt wird der Kamille eine die Gebärmutter stärkende Wirkung nachgesagt.

Kamille gegen Brustwarzenentzündung

Während der letzten Schwangerschaftsmonate und in der Stillzeit kommt es häufig zu Rissen in den Brustwarzen. Tägliches Abwaschen und Trocknen der Brustwarzen und anschließendes Einreiben mit einer Kamillensalbe kann das Entstehen der Risse verhindern. Ist es schon zu Einrissen gekommen, dann hilft die gleiche Vorgehensweise. Unbehandelt können Risse in der Brustwarze zu einer infektiösen Brustdrüsenentzündung führen.

Kamille bei Eierstockentzündung

Die Eierstockentzündung tritt meist zusammen mit einer Eileiterentzündung auf. Hinweise darauf sind ein- oder beidseitige starke Unterleibsschmerzen und Fieber, oft verbunden mit übelriechendem Ausfluss. Ursache ist in der Regel eine Infektion durch Bakterien.
Das Trinken von Kamillentee ist eine der krampflösenden Maßnahmen. Wirksamer ist aber ein Kamillenbauchwickel, der mehrmals gewechselt wird.

Kamille für den Mann

Candida albicans ist ein Hefepilz, der sich überall auf der Haut findet. In feucht-warmem Hautmilieu kann er sich übermäßig ausbreiten und Genitalsoor hervorrufen. Kamillenwaschungen beugen vor.

Obwohl die Kamille ein Frauenkraut ist – auch Männer können von der Heilwirkung der Kamille profitieren. Der Penis ist ebenfalls nicht vor Entzündungen und Pilzinfektionen gefeit. Schmerzen, Juckreiz und Rötung sind typische Zeichen dafür. Zu enge Hosen, die Reibungen am Penis verursachen, Vorhautverengung, mangelnde Hygiene oder die Verwendung von empfängnisverhütenden Salben können Entzündungen hervorrufen. Bei einer Pilzinfektion handelt es sich meist um den Befall durch den Candidapilz, der durch Geschlechtsverkehr übertragen wird.

Die Kamille wird als Sitzbad angewendet, kann aber auch mit Umschlägen wirksam werden. Gerade bei einer Eichelentzündung ist eine Pinselung eine praktische und wirksame Anwendung. Tragen Sie ein paar Tropfen eines Kamillenextraktes auf einen kleinen Pinsel oder ein Wattestäbchen auf und tupfen Sie die entzündeten Stellen damit ein.

Hygiene und Krampfschmerzen

Soforthilfe bei Nieren- und Gallenkoliken

Akute Nieren- und Gallenkoliken treten vor allem bei Harn-, Gallengang- oder Gallenblasensteinen auf: Steine im Harnleiter verursachen dumpfe, bis in das Becken ausstrahlende Dauerschmerzen mit zwischendurch erscheinenden und für Minuten andauernden Krämpfen.

Bei der Gallenkolik treten die Schmerzen krampfartig im rechten Oberbauch auf und dauern oft eine ganze Stunde an. Ursache ist meist ein Gallenstein.

Bei wiederholten Nieren- und Gallenkoliken sollten Sie auf jeden Fall den Arzt aufsuchen. Während der Koliken nehmen Sie zur Linderung sofort 20 Tropfen einer Kamillentinktur ein und dann in Abständen von 5 bis 10 Minuten so lange, bis Besserung eintritt.

Viel trinken lautet ein Gebot für Kolik- und Nierenpatienten. Wenn Ihnen Kamillentee nicht schmeckt, versuchen Sie ihn einmal mit Honig gesüßt und/oder mit frischem Zitronensaft.

Nieren- und Nierenbeckenentzündung

Diese beiden Erkrankungen sind in der Regel Entzündungen durch eine bakterielle Infektion entweder der kleinen Nierengefäße, der Nierenkörperchen oder des Bindegewebes der Niere. Bei einer Nierenbeckenentzündung ist der Bereich der Niere betroffen, in dem sich der Urin sammelt, bevor er über den Harnleiter in die Harnblase weitergeleitet wird. Bei Frauen tritt eine Nierenbeckenentzündung häufiger auf als bei Männern.

Beide Infektionsarten sind oft die Folge einer vorausgegangenen Infektion in anderen Körperbereichen. Eine akute Nierenbeckenentzündung verursacht hohes Fieber und vor allem Schmerzen in der Nierengegend und beim Wasserlassen.

Erstes Gebot ist: viel trinken. Wenn Sie als Getränk Kamillentee wählen, sind Sie schon auf dem richtigen Weg, die Infektion zu bekämpfen. Gegen die Schmerzen ist die Einnahme von 20 Tropfen einer Kamillentinktur geeignet, die Sie in kürzen Abständen so lange einnehmen sollten, bis die Schmerzen abgeklungen sind.

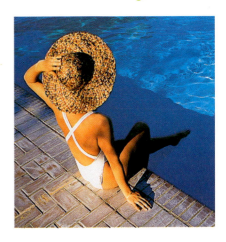

Das Sitzen auf kühlen Steinen trägt zu Nieren- und Nierenbeckenentzündungen bei.

Kamillentrunk bei Blasenentzündung

Die Forderung etwa zwei Liter pro Tag zu trinken, lässt sich nicht allein mit Kamillentee bewältigen. Wenn Sie in der glücklichen Lage sind, gutes Leitungswasser zu haben, sollten Sie zum »Hahneberger Weißwein« greifen.

Meist tritt eine Blasenentzündung durch Unterkühlung auf. Aber auch Bakterien oder die Entleerung über einen Katheter nach einer Operation sind nicht selten Gründe für eine Blasenentzündung. Sie verursacht zum Teil krampfartige Schmerzen, Brennen und Stechen beim Wasserlassen. Frauen haben häufiger Blasenentzündungen, weil sie eine kürzere Harnröhre haben und somit die Keime leichter bis in die Blase aufsteigen können.

Eine Blasenentzündung haben die meisten Erwachsenen schon einmal gehabt. Und dass Kräutertees mit krampflösender und harntreibender Wirkung zur Behandlung getrunken werden sollen, ist bekannt. Mit Kamillentee können Sie die entzündete und meist voller Bakterien steckende Blase gut durchspülen und gleichzeitig die Bakterien abtöten.

Kamille nach einer Strahlentherapie

Heutzutage erhalten etliche Menschen eine Strahlenbehandlung, von den Medizinern Radiotherapie genannt. Sie wird vor allem bei Krebserkrankungen angewandt, um nach der chirurgischen Entfernung eines bösartigen Tumors eventuell in Organen und Geweben noch vorhandene Tumorzellen abzutöten oder auch um den Tumor selbst durch die Strahlentherapie zu verkleinern. Meistens ist die Bestrahlung eine äußerliche Anwendung, bei der die Stahlendosis durch die Haut in das darunterliegende Gewebe oder auch in die Organe eindringt. Bei anderen Krebsarten werden die Strahlen direkt auf die Schleimhäute oder das Drüsengewebe gegeben. So ist die Bestrahlung bei Brustkrebs eine übliche Behandlungsmethode, und sie wird zum Beispiel auch im Hals-Nasen-Rachenraum eingesetzt. Auch bei einer Krebserkrankung des Enddarms sowie nach gynäkologischen Krebsoperationen wird häufig eine Strahlentherapie angewandt.

Zur Strahlentherapie werden ionisierende Strahlen verwendet, und zwar üblicherweise ultraharte Röntgenstrahlen, Elektronen

Nachbehandlung von Strahlenschäden

von Linearbeschleunigern und Gammastrahlen von Telekobaltgeräten. Die Bestrahlung kann aber auch von innen erfolgen, wobei radioaktive Quellen in den Körper eingeführt werden.

Nebenwirkungen der Strahlentherapie

Die Strahlentherapie verursacht in vielen Fällen Nebenwirkungen. Manche treten sofort auf als Folge der Therapie, manche werden als so genannte Spätfolgen erst Wochen und Monate nach der Therapie bemerkt. In jedem Fall ist die Behandlung der Nebenwirkungen sinnvoll, in vielen Fällen auch notwendig. Hier findet die Kamille einen sehr wertvollen Einsatz. Je nach Art der Strahlenschädigung sind ihre ätherischen Öle wirksam, oder ihre entzündungshemmenden und wundheilenden Eigenschaften lindern die Beschwerden.

Strahlentherapie im Mund-, Kieferbereich

Bei dieser Strahlenbehandlung muss der Patient mit Mundtrockenheit, Veränderung oder Verlust der Geschmacksempfindung sowie mit Schleimhautentzündung im Mund oder Rachen rechnen. Der Speichel wird dickflüssiger, die Schleimhautentzündung bereitet Schmerzen beim Schlucken.

Während die Geschmacksveränderung nach Abschluss der Strahlentherapie von selbst wieder verschwindet, dauern die anderen Veränderungen eine Zeitlang an. Deswegen der Tipp, nach jeder Mahlzeit gründlich den Mund auszuspülen. Dazu eignet sich der Zusatz einer Kamillelösung. Wenn Sie keine Lösung zur Hand haben, können Sie auch mit Kamillentee spülen. Sie beugen damit auch gleichzeitig einer Infektion der Mundhöhle vor oder lindern eine bereits eingetretene Infektion sowie auch die Speicheleindickung. Nach einiger Zeit der Anwendung normalisiert sich die Funktion der geschädigten Schleimhaut wieder.

Bei durch die Radiotherapie verursachten Mundschleimhautveränderungen lindern Kamillenspülungen die Beschwerden. Bei Störungen der Speicheldrüsensekretion infolge einer Strahlen-

Bei der Zerstörung von Krebszellen in der Haut oder in den Schleimhäuten, etwa auf der Zunge oder im Gebärmutterhals, werden Gammastrahlen verwertet.

dermatitis des Mundes und des Rachens wird Kamillenextrakt abwechselnd zu künstlichem Speichel gegeben.

Strahlentherapie im Hals-Nasen-Ohrenbereich

Hier handelt es sich um einen Bereich für eine äußerliche Bestrahlung. Trotzdem sind die Schleimhäute ganz besonders den Strahlen ausgesetzt. So ist es erklärbar, dass es nicht nur zur Austrocknung der Schleimhäute kommt, sondern auch zu schmerzhaften Entzündungen.

Zur Behandlung empfiehlt sich die Anwendung von Kamillenextrakt, den man vorsichtig mit Stäbchen auf die Schleimhäute aufbringen kann. Wenn Sie unsicher sind, wie Sie den empfindlichen Hals- oder Nasenbereich mit der Kamille behandeln sollen, dann fragen Sie am besten Ihren Arzt. Er wird Ihnen eine sichere Anwendungsform empfehlen können. Die meisten Patienten, die gegen diese Beschwerden Kamillenextrakt angewendet haben, bewerten diese Therapieform sehr positiv.

Nach einer Strahlentherapie sollten Sie den Kamillenextrakt so lange anwenden, bis Ihre Beschwerden deutlich nachgelassen haben.

Wer nach einer Strahlentherapie nicht aufgibt, kann sich, unter anderem mit Hilfe der Kamille, wiederherstellen.

Therapien mit der Strahlenkanone können zur Austrocknung der Schleimhäute führen.

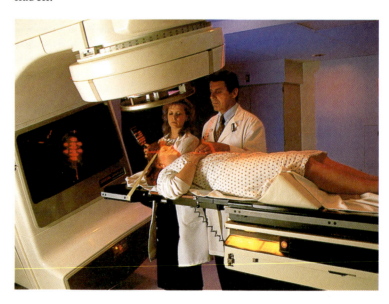

Strahlentherapie bei Mastdarmkrebs

Bekanntermaßen ist der Darm mit Schleimhaut ausgekleidet. Durch die Bestrahlung wird sie geschädigt, und die Folgen sind nicht nur eine unangenehme Austrocknung des Darmes, die sich negativ auf die Stuhlentleerung auswirkt. Es kommt durch hochdosierte Strahlentherapie auch häufig zu als unerträglich empfundenden Schleimhautreaktionen am Enddarm.

Durch einen Einlauf mit Kamillenextrakt werden Sie die entzündungshemmende Wirkung der Kamille sofort als wohltuend empfinden. Am besten ist es, wenn Sie die Einläufe dreimal in der Woche durchführen. Als angenehmer Nebeneffekt haben die Einläufe gleichzeitig einen milden Reinigungseffekt.

Während der Zeit der Bestrahlung sollte die behandelte Brust möglichst mit wenig - noch besser mit gar keinem - Wasser in Berührung kommen. Den Kamillenpuder für die Pflege zuhause erhalten die Frauen meistens in der Klinik, in der sie auch behandelt werden. Der Puder lindert den Juckreiz und wirkt außerdem angenehm kühlend.

Die heutigen Methoden der Strahlentherapie wurden so weit verbessert, dass das Körpergewebe oft weitgehend erhalten bleibt.

Strahlentherapie bei Brustkrebs

Bei dieser Bestrahlung wird die betroffene Brust von außen bestrahlt. Darauf reagieren viele Frauen unterschiedlich stark. Die einen entwickeln bereits kurz nach Beginn eine Art Sonnenbrand, andere selbst nach einer Reihe von Bestrahlungen nur geringfügige Hautrötungen. Andere Frauen wiederum entwickeln sogar ein nässendes Ekzem oder eine Strahlendermatitis. Bei manchen kommt es zur Ablösung der Oberhaut.

Zur Vorbeugung gegen solche Hauterscheinungen durch die Strahlentherapie aber auch zur Behandlung bereits aufgetretener Beschwerden eignet sich die Anwendung der Kamille als Puder. Er ist in der Apotheke als Trockenextrakt Azulen aus Kamillenblüten erhältlich. Am besten tupft man den Puder mit einer Puderquaste auf die betroffenen Hautstellen. Geschwürartige Hautentzündungen lassen sich mit einer azulenhaltigen Salbe in kurzer Zeit heilen.

Heilen mit Kamille

Die Kamille in der Homöopathie

Auch in der Homöopathie spielt die Kamille eine wichtige Rolle, in erster Linie als Mittel für das Nervensystem. Bei nervösen Störungen verbunden mit Gereiztheit und Überempfindlichkeit, gegen Schmerzen, bei Magen-Darm-Beschwerden sowie bei Zahnungsschmerzen, Unruhe und Schlafstörungen bei Kindern wird die Kamille als Heilmittel eingesetzt. Dabei wird die Essenz immer aus der ganzen, frischen, blühenden Pflanze zubereitet. Verwendet wird die Kamille, die in der Homöopathie Chamomilla heißt, als flüssige Zubereitung (Dilutation) oder als Streukügelchen (Globuli).

Samuel Hahnemann (1755-1843) ist der Begründer der Homöopathie.

Eine umstrittene Heillehre

In der Homöopathie gilt Kamille auch als Heilmittel für das Nervensystem und gegen Überempfindlichkeit, sonst ähneln sich die Therapiebereiche.

Die Homöopathie ist eine kontrovers diskutierte Heilmethode. Gegner halten sie für irrationale Quacksalberei, Befürworter und Anhänger schwören auf erstaunliche Heilerfolge. Die rund 200 Jahre alte Heilkunde beansprucht, eine auf Erfahrung und Beobachtung von Naturgesetzen beruhende ganzheitliche und sanfte Medizin zu sein. Ihre wichtigste Regel ist das von ihrem Begründer Samuel Hahnemann (1755 bis 1843) aufgestellte Gesetz »Similia similibus curentur: Ähnliches möge Ähnliches heilen«. Das bedeutet, dem Kranken nur solche Mittel zu verordnen, die beim Gesunden ähnliche Symptome hervorrufen wie die zu bekämpfende Krankheit aufweist. So wird zum Beispiel Durchfall in der Homöopathie durch ein stark verdünntes Abführmittel behandelt oder eine Schwellung der Schleimhäute mit Apis mellifica (Antrocknung, die Bienengift enthält).

Von D1 bis D24

Verstärkung durch Verdünnung

Ein wesentliches Prinzip der Homöopathie ist die Verdünnung, die Homöopathen nennen es Potenzierung oder Dynamisierung. Dabei wird die Ausgangssubstanz schrittweise mit einer Wasser-Alkoholmischung so weit verdünnt und verschüttelt, bis die Lösung schließlich kein einziges Molekül der Ursubstanz mehr enthält. Von derartigen «Hochpotenzen» soll eine intensivierte Wirkung ausgehen, da so die energetischen Kräfte einer Substanz auf das Lösungsmittel übertragen werden.

»Hard-core-Homöopathen« verschreiben Chamomilla (Kamille) D6 sogar bei Keuchhusten.

Diese Potenzierung verläuft in Zehner-Schritten (D-Potenzen) oder Hunderter-Schritten (C-Potenzen). D1 ist demnach eine Urtinktur, die mit neun Teilen alkoholischer Lösung einmal potenziert wurde. D2 bedeutet eine Verdünnung von 1:100, also das Fläschchen gegen Schnupfen enthält ein Teil Ausgangssubstanz und 100 Teile Lösungsmittel. Bei solchen tiefpotenten Mitteln (bis D6) mögen noch Spuren der Ursprungssubstanz enthalten sein, ab einer Verdünnung von D24 ist aber, chemisch gesehen, absolut nichts mehr in der Lösung nachweisbar.

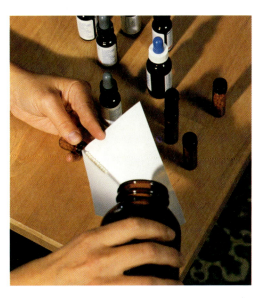

Das Grundprinzip aller homöopathischen Mittel lautet: »Ähnliches möge Ähnliches heilen«.

Nur ein Placebo-Effekt?

Kann etwas wirken, wo gar nichts drin ist? Die Kritiker meinen: nein. Sie halten Heilerfolge der Homöopathie für einen reinen Placebo-Effekt. Placebos sind Scheinmedikamente, die unter bestimmten psychischen Bedingungen Wirkungen hervorrufen können. So gibt man Patienten, die ein starkes Verlangen nach einer nicht notwendigen Arznei haben, ein äußerlich dem Original identisches Leermedikament. Placebos werden auch bei der Prüfung von Arzneimitteln eingesetzt.

Heilen mit Kamille

Bei aller Kontroverse lassen sich gute Heilerfolge der Kinder-Homöopathie nicht von der Hand weisen.

Nicht allein die Menge macht´s

Homöopathen haben hier schon einen Erklärungsnotstand, denn nach wissenschaftlichen Kriterien lassen sich ihre »Heilerfolge aus dem Nichts« nicht beweisen. Nicht das Stoffliche sei ausschlaggebend, halten sie dagegen, sondern dessen verborgene Kräfte, die sich durch das Potenzieren entfalten. Befürworter der Heilmethode weisen auch darauf hin, dass selbst minimalste Mengen gewaltige Wirkungen haben können. Zum Beispiel die Spurenelemente, Enzyme oder Hormone in unserem Körper, die in Mikrogramm-Mengen ($1/1000$ Milligramm) lebenswichtige Stoffwechselvorgänge anstoßen und steuern. Oder nehmen wir die bioaktiven Substanzen in unseren pflanzlichen Lebensmitteln – meist nur in Mikrogramm-Mengen enthalten –, von denen man heute weiß, dass sie eine Heilwirkung haben. Eine Tatsache, die früher auch abgestritten wurde.

Eine Lehre wider den Zeitgeist

Auch schon Vorgänger Hahnemanns, wie der griechische Arzt der Antike Hippokrates oder später Paracelsus, vertraten die Ansicht, dass zwischen Krankheit und Heilmittel ein ähnlicher Zusammenhang bestehen müsse. Doch erst Hahnemann hat aus dieser Erkenntnis eine systematische Heillehre entwickelt. Seine Lehre war auch eine Rebellion gegen die üblichen Behandlungsmethoden seiner Zeit, einer »Unheilkunst«, die nur »Verhunzungen des menschlichen Befindens« hervorgebracht habe, wie im »Organon« (1810) zu lesen steht.

Eine ganzheitliche Heilmethode

Eine weitere wichtige Säule der homöopathischen Lehre ist das so genannte Arzneimittelbild. Das ist die Gesamtheit aller Symptome, die ein Arzneimittel beim Gesunden hervorrufen kann. Nach der Ähnlichkeitsregel haben Homöopathen inzwischen rund 2000 Mittel tierischen, pflanzlichen oder mineralischen Ursprungs geprüft und die Symptome beschrieben. Dabei interessieren kleinste Details und Begleiterscheinungen, ob zum Beispiel ein Kopfschmerz als stechend oder brennend empfunden wird, ob er mit Durst einhergeht, von Kälte oder Wärme verstärkt wird und so weiter.

Nicht die klinische Diagnose »Kopfschmerz«, sondern die individuellen Symptome einschließlich der Gemütsverfassung des Patienten weisen den Weg zur richtigen Arznei. Ein guter Homöopath muss also das Mittel herausfinden, das nach dem Arzneimittelbild mit dem Krankheitsbild des Patienten die größte Übereinstimmung aufweist. Daher wird ein Homöopath verschiedenen Patienten, die unter Kopfschmerzen leiden, in der Regel nie die gleiche Arznei verordnen.

Der Konstitutionstyp für Kamille ist ein Mensch, der schnell aus der Haut fährt und an unruhigem Schlaf leidet.

Das Arzneimittelbild der Kamille

Bereits Hahnemann hatte beobachtet, dass eine missbräuchliche Verwendung der Kamille bei kleinen Kindern eine entzündungserregende Wirkung verursachte, insbesondere an der Haut, den Schleimhäuten der Atmungs- und Verdauungsorgane sowie bei Neuralgien und Muskelrheumatismus. Andere Homöopathen warnen davor, Kamillentee zu lange und zu konzentriert bei Kindern anzuwenden. Kinder, die wegen einer Kolik gewohnheitsmäßig Kamillentee bekommen, verfallen häufig in Krämpfe, verbunden mit Zuckungen, heißem Kopf und großer Empfindlichkeit gegen Geräusche.

Chronischer, übermäßiger Genuss von Kamillentee führt auch bei Erwachsenen zu den klassischen Leitsymptomen des Arzneimittelbildes Chamomilla:

- Überempfindlichkeit gegen Sinneseindrücke und Überempfindlichkeit gegen Schmerzen, verbunden mit großer Ungeduld und ärgerlicher Gereiztheit.
- Die Schmerzen, die fast nie fehlen, erscheinen unerträglich und

Heilen mit Kamille

Eine Schwierigkeit beim typischen Kamillepatienten liegt darin, dass er keine Kamille nimmt, sondern gern raucht, Kaffee trinkt und beim Fernsehen isst.

machen den Patienten rasend; anfallsweise plötzliches Auftreten von Schmerzen.
■ Körperliche und psychische Ruhelosigkeit, Kinder wollen getragen werden.
■ Blutandrang zum Kopf mit heißem Kopfschweiß und Rötung einer Wange.
■ Benommenheit bei Schmerzen.
■ Verschlimmerung durch Ärger
■ Verschlimmerung durch geistige Aufregung
■ Verschlimmerung durch Kaffee.
■ Verschlimmerung durch Wärme.
■ Verschlimmerung abends und nachts.

Viele Kinder reagieren empfindlich auf die tägliche Vielfalt von Sinneseindrücken.

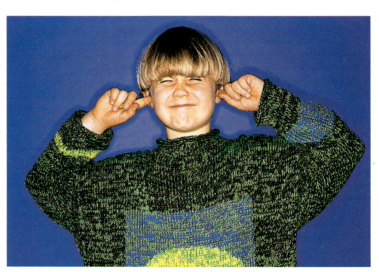

Chamomilla für empfindsame Naturen

Entsprechend diesen Leitsymptomen setzt die Homöopathie Chamomilla – in der Regel in der Potenz D6 – besonders bei empfindsamen Naturen wie Frauen und Kindern ein. Kinder mit Zahnungsbeschwerden, die reizbar, launisch und ungeduldig sind mit Neigung zu Zornausbrüchen, Jähzorn und unruhigem Schlaf. Des Weiteren findet Chamomilla Anwendung zur Erhöhung der Widerstandskraft bei Entzündungen und Infekten und zur Lösung von Verkrampfungen, bei Kopf- und Gesichtsneuralgien, bei Entzündungen des äußeren Auges und Ohrgeräuschen, bei Magenkrämpfen und Gallenkoliken, bei peripheren Nervenschmerzen, bei Krampfwehen und schlecht heilenden Hautwunden.

Für eine Vielzahl alltäglicher Beschwerden bei Kleinkindern und Kindern sind hömöopathische Arzneimittel besonders geeignet. Kinder sprechen auf diese Mittel gut an und es sind keine Nebenwirkungen zu befürchten. Allerdings ist bei der Darreichungsform zu beachten, dass Kindern keine alkoholhaltigen Dilutationen (Tropfen) erhalten, sondern die Arznei als Trituration (Pulver), Tabletten oder Globuli (Streukügelchen) gegeben wird.

Trotzdem sollte man auch »harmlose« homöopathische Arzneimittel nur nach Rücksprache mit dem Kinderarzt anwenden, das gilt insbesondere für Kleinkinder unter zwei Jahren. Generell gilt: Ohne gesicherte Diagnose kein Arzneimittel!

Die Aromatherapie behandelt seelisch bedingte Gesundheitsstörungen mit ätherischen Ölen.

Mit Aroma zu mehr Wohlbefinden

Aroma kommt aus dem Griechischen und bedeutet »Wohlgeruch«. Und den Wohlgeruch flüchtiger, ätherischer Öl haben die Menschen aller Zeiten und Kulturen schon immer zu nutzen gewusst. Zum Heilen und Pflegen, zum Entspannen und zum Stimulieren von Gefühlen. Jeder weiß aus Erfahrung, dass bestimmte appetitanregende Gerüche uns »das Wasser im Mund zusammenlaufen« lassen, dass Gerüche Erinnerungen wachrufen oder Gefühle auslösen können. Hier setzt die Aromatherapie an, die seelisch bedingte Gesundheitsstörungen mit ätherischen Ölen behandelt. Solche Aromaöle können in die Raumluft verteilt (durch Öllampen), als Badezusatz verwendet oder auf die Haut aufgetragen werden. Ätherisches Kamillenöl in der Duftlampe dient der allgemeinen Beruhigung, wirkt gegen Depressionen und Angstgefühle und hilft bei geistiger Erschöpfung und Schlafstörungen.

Die Kamille richtig anwenden

Die Kamille ist eine vielseitige Heilpflanze. Nicht nur, dass sie zahlreiche Beschwerden zu lindern und selbst Krankheiten zu heilen vermag. Sie lässt sich auch auf die verschiedensten Arten zubereiten und anwenden. Wohl jeder kennt die heilsame Wirkung von Kamillentee, der sich im übrigen sehr gut mit einigen anderen Heilkräutern, z. B. Schafgarbe und Bärentraube, zu Teevarianten mischen lässt. Manche Zutaten geben dem Kamillentee sogar noch eine ganz besondere Geschmackskomponente. Doch außer als Tee lässt sich die Kamille auch als Extrakt, Tinktur, Öl, Pulver, Creme oder Badezusatz, Haarshampoo und Hautmilch verwenden.

Auf die Kamille treffen wir in vielerlei Gestalt: als Tablette, Extrakt, Tinktur usw.

Zubereitungsmöglichkeiten der Kamille

Schritte für Selbsthersteller einer Essenz: Kaltauszug, filtrieren, wässrigen Auszug mit Alkohol weiter lösen, eintrocknen, pulverisieren oder rösten, aufkochen, mischen.

Wer Lust dazu hat, kann bei den einfachen Rezepturen Alchimist spielen und sie selbst zusammenbrauen. Wem das zu unbequem ist, der kann sie in jeder gewünschten Verarbeitung in der Apotheke kaufen – oder zu einem Kosmetikum verarbeitet in der Drogerie oder Parfümerie. Doch die Qualitätsunterschiede gerade bei Kosmetika sind groß. Nicht überall, wo Kamille draufsteht, ist auch (Echte) Kamille drin.

Für die medizinische Anwendung hat ein fertiger Kamillenextrakt viele Vorteile. Er ist einfach in der Anwendung, und Sie sind sicher, eine standardisierte Qualität zu kaufen, die wirklich auch die hochwertigen Inhaltsstoffe der Kamille enthält.

Doch was nützt es, die verschiedenen Zubereitungen zu kennen – man muss sie auch richtig anzuwenden wissen.

Grundlegende Rezepte

Kamillentee

Die Zubereitung der Kamille als Tee ist vermutlich die gebräuchlichste – zumindest aber den meisten Menschen bekannt. »Einen Tee kochen« ist doch nicht schwierig, da brauche ich keine Tipps zur Zubereitung, werden Sie vielleicht denken. Weit gefehlt – passionierte Teetrinker wissen das. Nicht nur, dass der Vorgang einem Ritual gleicht – ein Tee wird nicht gekocht, ein Tee muss sieden! Und auch bei der Zubereitung eines Kamillentees ist auf einige Besonderheiten zu achten.

Wem der Geschmack der Kamille nicht so sehr behagt, der kann den Tee mit anderen Kräutern mischen oder ihn einfach nur süßen.

Tee mit siedendem Wasser aufgießen

Tee aus getrockneten oder frischen Blüten nie einfach mit kochendem, sondern nur mit springend heißem Wasser aufgießen. Den Kamillentee immer zugedeckt ziehen lassen.

EINFACHER KAMILLENTEE

Kamillenblüten in eine Tasse geben, mit dem heißen Wasser übergießen. Die Tasse zudecken, damit das ätherische Öl nicht entweicht. 10 Minuten ziehen lassen und abseihen.

▶ *Anwendung*
Innerlich: Magenschmerzen, Durchfall, Blähungen, Magengeschwür, Menstruationsbeschwerden, Blasen- und Nierenbeckenentzündung
Äußerlich: Zum Gurgeln gegen Halsschmerzen, Mund-, Zahn- und Mandelentzündung
Anwendungshäufigkeit: Täglich 2 – 3 Tassen schluckweise trinken oder zwei- bis dreimal bzw. je nach Bedarf gurgeln.

■ **Tipp** Wer Kamillentee gegen Magenschmerzen anwenden möchte, sollte den Tee nicht zu heiß zu trinken und möglichst nur Zucker aber keinen Süßstoff hinzufügen.

ZUTATEN
2 TL getrocknete Kamillenblüten, Teebeutel (Arzneitee) oder Kamillenextrakt nach Packungsanweisung
1 l heißes Wasser

Die Kamille richtig anwenden

Bei der selten auftretenden Gruppenallergie gegen Korbblütler, darf der Patient keine Kamille zu sich nehmen. Häufiger ist eine Allergie gegen Hundskamille.

Die Kamillenrollkur

Für eine Rollkur bereiten Sie einen Kamillentee zu. Morgens auf nüchternen Magen zwei Tassen warmen Tee schluckweise trinken. Dann legen Sie sich zunächst 5 Minuten auf den Rücken, dann die gleiche Zeit auf die linke Seite, danach 5 Minuten auf den Bauch und zum Schluss 5 Minuten auf die rechte Seite. Auf diese Weise kommt die Kamille nach und nach mit der gesamten Magenschleimhaut in Berührung. Diese Rollkur hilft schnell bei Magenschleimhautentzündung, Magen- und Zwölffingerdarmgeschwür.

Unterschiedliche Qualität von Teebeuteln

Viele Menschen nehmen der Einfachheit halber für ihre Teezubereitung Teebeutel. Dagegen ist nichts einzuwenden. Sie müssen nur wissen, wofür Sie die Kamille einsetzen wollen. Wollen Sie einen Heiltee bereiten, sollten Sie die Beutel in der Apotheke oder Drogerie kaufen. Dieser Tee ist als Arzneitee gekennzeichnet und muss daher bestimmte Qualitätskriterien erfüllen.

Teebeutel, wie sie im Supermarkt angeboten werden, enthalten nicht nur Blüten, sondern hauptsächlich gehäckseltes Kamillen-

Getrocknete Kamille ist nicht gleich getrocknete Kamille. Es sind die Blüten, die die Heilwirkung der Kamille ausmachen.

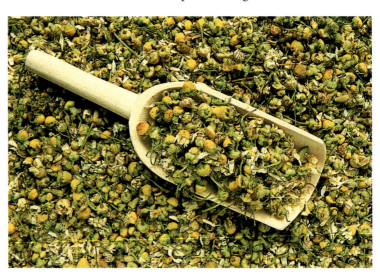

kraut. Eine Heilwirkung ist bei dieser Mischung nicht zu erwarten. Das muss aber kein Nachteil sein, wenn Sie den Tee nur als tägliches Getränk zubereiten wollen. Einen Arzneitee hingegen sollten Sie nur als solchen verwenden. Als Dauergetränk ist er nicht zu empfehlen. Er kann sogar – im Übermaß genossen – Unruhe, Nervosität, Gereiztheit und Schlaflosigkeit verursachen.

Handelsprodukte, also Kamillentee-Aufgussbeutel bei denen Kamillenkraut eingesetzt wird, müssen eindeutig als solche deklariert sein. Lassen Sie nicht von den Abbildungen auf der Verpackung in die Irre führen.

Eine Kombitechnik zur Herstellung einer Kamillenlösung besteht im Zusammengießen eines Kaltauszugs und einer Abkochung.

Kamillenaufguss

KAMILLEN-GÄNSEFINGERKRAUT-TEE

Kamillenblüten und Gänsefingerkraut in eine Tasse geben und heißes Wasser darüber gießen, 10 Minuten ziehen lassen, abseihen und noch heiß in kleinen Schlucken trinken.

▶ *Anwendung*

Innerlich: Als warmer bzw. heißer Tee entkrampfend bei kolikartigen Blähungen, entzündungshemmend bei Magen-Darm-Entzündungen sowie Mund- und Halsentzündungen.
Äußerlich: Kalter Tee als Kompresse bei Hautentzündungen.
Anwendungshäufigkeit: Bei Koliken alle 10 Minuten 1 Tasse Tee, bis die Krämpfe nachlassen, danach bis zum vollständigen Abklingen der Beschwerden alle zwei Stunden 1 Tasse trinken. Bei innerlichen Entzündungen zwei- bis dreimal täglich 1 Tasse trinken. Kompresse ebenso oft auf die betroffene Hautstelle legen.

ZUTATEN
1 EL Kamillenblüten, 1 EL Gänsefingerkraut, Wasser

Vorteile der frisch gesammelten Kamille

Ein Tee aus frisch gesammelten Kamillenblüten hat ein besonders intensives Aroma, das eine Fertigzubereitung weit übertrifft. Nicht zu stark aufgebrüht, ist er auch ein wohlschmeckender Abendtee zum täglichen Gebrauch.

Die Kamille richtig anwenden

KAMILLEN-JOHANNISKRAUT-TEE

ZUTATEN
1 TL Kamillenblüten, 1 TL Johanniskraut

Kamillenblüten und Johanniskraut in eine Tasse geben und mit heißem Wasser übergießen, 10 Minuten ziehen lassen, abseihen.
▶ *Anwendung*
Innerlich: Durchfallerkrankungen, entspannt und beruhigt Magen und Darm.
Äußerlich: Als entspannende Kopfkompresse bei Kopfschmerzen.
Anwendungshäufigkeit: Erwachsene täglich 3 Tassen, Kinder 2 Tassen Tee trinken. Kompresse bei Kopfschmerzen alle 1 bis 2 Stunden, bis die Kopfschmerzen nachlassen.

■ **Tipp** Sie können den Tee mit Süßholz oder Ahornsirup mischen. Das verstärkt seine entzündungshemmende und krampflösende Wirkung und gibt ihm einen zusätzlichen würzigen Geschmack.

KAMILLEN-BÄRENTRAUBENBLÄTTER-TEE

ZUTATEN
1 TL Kamillenblüten
1 TL Bärentraubenblätter, 1 l kaltes Wasser.

Kamillenblüten und Bärentraubenblätter mit kaltem Wasser übergießen. 12 Stunden ziehen lassen, dann abseihen.
▶ *Anwendung*
Innerlich: Blasen- und Nierenbeschwerden. Besonders für Kinder geeignet.
Anwendungshäufigkeit: Täglich 2 bis 3 Tassen etwas angewärmten Tee trinken.

KAMILLEN-HEIDELBEER-TEE

ZUTATEN
Heidelbeertee:
5 TL Heidelbeeren,
1 l kaltes Wasser
Kamillentee:
1 EL Kamillenblüten,
1 l Wasser

Heidelbeeren in kaltem Wasser ansetzen, zum Kochen bringen, etwa 10 Minuten kochen lassen, dann abseihen.
Kamillenblüten mit heißem Wasser übergießen, 10 Minuten ziehen lassen, danach abseihen.
Danach beide Tees zusammengießen.
▶ *Anwendung*
Innerlich: Magen-Darm-Beschwerden. Besonders für Kinder geeignet.

Wässrige Auszüge

Anwendungshäufigkeit: Dreimal täglich 1 Tasse Tee in kleinen Schlucken trinken.

KLASSISCHER KAMILLENAUFGUSS

Kamillenblüten in einer Tasse geben, mit heißem Wasser überbrühen und 10 Minuten ziehen lassen. Abseihen und in den Kühlschrank stellen.

➤ *Anwendung*
Äußerlich: Bei nervösem Magen einen mit Kamillenaufguss getränkten, lauwarmen Wickel auf den Unterbauch auflegen. Auch sehr gut für Kinder geeignet.
Anwendungshäufigkeit: Den Wickel etwa 15 Minuten lang wirken lassen. Bei Bedarf erneut einen Wickel auflegen.

ZUTATEN
1 TL getrocknete oder frische Kamillenblüten, 1 Tasse Wasser

Kamillentinktur

Eine Tinktur ist ein dünnflüssiger Auszug aus Drogen, hier besser: aus Heilpflanzen, zu denen die Kamille zählt. Tinkturen stellt man in der Regel mit hochprozentigem Alkohol her, den Sie in der Apotheke erhalten. Sie werden meistens tropfenweise eingenommen, können aber auch für kleine Auflagen äußerlich angewendet werden. Wenn man Tinkturen selbst herstellt, sollte man sie mindestens zehn Tage, besser noch einige Wochen lagern, bevor man sie verwendet.

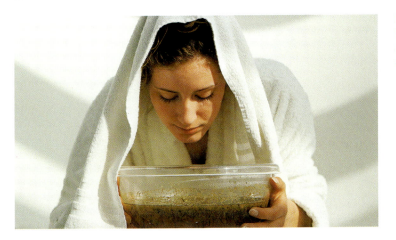

Eine Kamillen-Inhalation ist ein wirksames Hausmittel gegen Erkältung oder Husten.

Die Kamille richtig anwenden

ZUTATEN
20 g frische oder getrocknete Kamillenblüten
100 ml 70-prozentigen Alkohol aus der Apotheke

GRUNDREZEPT
Kamillenblüten ganz fein zerhacken, in 100 ml 70prozentigem Alkohol mindestens 10 Tage, noch besser ein paar Wochen ziehen lassen.
Abseihen und in dunkle Fläschchen füllen, die mit einem Tröpfchenzählaufsatz ausgestattet sind.
▶ *Anwendung*
Innerlich: Akute Nieren- und Gallenkoliken, Gastritis und Magengeschwür
Äußerlich: Mund-, Rachen- und Halsentzündungen
Anwendungshäufigkeit: Bei Nieren- und Gallenkoliken: 20 Tropfen alle 5 bis 10 Minuten, solange bis Besserung eintritt.
Bei Gastritis und Magengeschwür: 10 bis 15 Tropfen täglich nach den Mahlzeiten einnehmen, mindestens 4 Wochen lang.
Bei Mund-, Rachen- und Halsentzündungen: 1 Teil Tinktur mit 3 Teilen Wasser verdünnen und mehrmals täglich, so lange gurgeln bis die Entzündung abgeklungen ist.

■ **Tipp** Wer die Tinktur nicht selbst zubereiten möchte, kann sie fertig in der Apotheke kaufen. Kamillentinkturen sind im übrigen auch für Bäder, Auflagen und Inhalationen sehr gut geeignet.

Größere Wirksamkeit

Alkoholische Auszüge der Kamille enthalten gegenüber der Zubereitung als Tee einen größeren Anteil des entzündungshemmenden Azulen und der krampflösenden Flavonoide. Deswegen haben sich Kamillentinkturen besonders bei entzündlichen Erkrankungen und Bauchkrämpfen bewährt.

Kamillenöl

Ölzubereitungen aus Heilpflanzen sind sehr beliebt. Sie duften gut, lassen sich einfach handhaben, ziehen sofort ein und sind Labsal für die Haut. Die Inhaltsstoffe des ätherischen Öls der Kamille – Bisabolol und Chamazulen – wirken in Massageölen,

Luxus- und Einfachöl

Badezusätzen, Umschlägen und Kompressen vor allem bei Entzündungen der Haut heilsam. Ätherische Öle wirken aber auch über den Geruchssinn durch Einatmen oder Inhalieren. Kamillenöl-Präparate gibt es in der Apotheke, in Naturkostläden und Drogerien. Reines (blaues) Kamillenöl ist allerdings fast unerschwinglich. Durch selbstgemachte Öl-Zubereitungen können Sie aber einen Teil des kostbaren Stoffes für Ihre Zwecke nutzen.

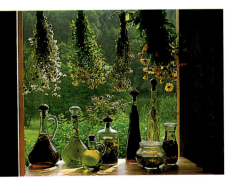

Kamillenöl – Labsal für die Haut und angenehm im Duft.

KAMILLEN-STANDARDÖL

Kamillenblüten mit dem Olivenöl vermischen und in eine Flasche aus ungefärbtem Glas füllen. Gut verschlossen an eine lichtexponierte Stelle (Fensterbank) setzen, 6 Wochen lang stehen lassen, Flasche aber möglichst täglich schütteln.
Danach durch ein Leintuch oder einen Kaffeefilter abseihen und den Kräutersatz gut auspressen.
Das Öl auf die lichtundurchlässigen Fläschchen verteilen.

▶ *Anwendung*

Äußerlich: Als Inhalation gegen Erkältungen, als Massage zur Entspannung, als Einreibung bei Hautentzündungen sowie trockener und schuppender Haut und als Badezusatz zur Pflege und Entspannung.
Anwendungshäufigkeit: Beliebig, aber bei akuten Symptomen mindestens einmal täglich.

ZUTATEN

100 g frisch geerntete Kamillenblüten mit 500 ml Olivenöl, 1 ungefärbtes verschließbares Glas, kleine lichtundurchlässige Fläschchen.

Zur Kühlung warmer und geschwollener Füße

Durch die wunderbar kühlende Wirkung von Kamillenöl eignet es sich besonders im Sommer bei Sonneneinwirkung als ein hilfreiches Heilmittel aber auch bei Hitze einfach als kühlendes Pflegemittel. Ein paar Tropfen in ein Fußbad gegeben, lindert rasch die Beschwerden geschwollener Füße.

Die Kamille richtig anwenden

KAMILLEN-WEISSWEIN-ÖL

ZUTATEN
500 g frisch geerntete Kamillenblüten, 100 ml Olivenöl und 1 l Weißwein.

Olivenöl und Weißwein gut verrühren, dann die Kamillenblüten hinzugeben und mit der Flüssigkeit gut durchmischen. Das Ganze 3 Tage ziehen lassen.
Danach die Mischung im Dampfbad erhitzen, bis sich der Alkohol des Weins verflüchtigt hat. Öl durch ein Leintuch oder durch Filterpapier gießen und auf kleine, lichtundurchlässige Fläschchen verteilen. Wenn kein Licht an das Öl kommt, bleibt die Wirkkraft der Kamille länger erhalten.
➤ *Anwendung*
Äußerlich: Als Aufreibung auf die Haut gegen Sonnenbrand und andere leichte Verbrennungen.
Anwendungshäufigkeit: Bei akuter Verbrennung oder frischem Sonnenbrand mehrmals täglich, danach einmal täglich, bis der Sonnenbrand oder der Brandfleck abgeklungen ist.

Kamillenöl gegen Nagelentzündungen

Kamillenöl eignet sich hervorragend zur Behandlung rissiger Finger- und Fußnägel. Ein bis zwei Tropfen in den betroffenen Nagel einreiben, bis das Öl ganz eingezogen ist. Dadurch wirken Sie Nagelentzündungen entgegen und verhindern bei kleinen Einrissen, dass es zur Infektion kommt.

Kamillenpulver

Fein zerriebene Stoffe werden gegen allerlei Beschwerden schon seit altersher eingenommen oder geschnupft. Pulver zählen nicht zu den üblichen Anwendungen der Kamille, doch manche mögen diese Darreichungsform der Heilpflanze am liebsten.

ZUTATEN
2–5 EL trockene Kamillenblüten, 1 kleines Gefäß aus Steingut, 1 Mörser.

Kamillenblüten im Mörser so lange fein zerstampfen, bis es zu Pulver geworden ist.
➤ *Anwendung*
Äußerlich: Als Schnupfpulver bei verstopfter Nase, in Wasser aufgelöst gegen unreine Haut.

Präparate für die Hausapotheke

Innerlich: Gegen Magen-Darm-Beschwerden und -erkrankungen sowie Verstopfung.
Anwendungshäufigkeit: Bei zugeschwollener Nase mehrmals am Tag eine Schnupfprise nehmen. Bei Magen-Darm-Beschwerden und Verstopfung 1 knappen Teelöffel des Pulvers dreimal täglich zu den Mahlzeiten einnehmen.

■ **Tipp:** Anders als Kraut trocknet Pulver eines Heilkrautes durch seine relativ große Oberfläche rasch aus. Bereiten Sie die Menge Pulver daher für höchstens zwei Tage Anwendung zu, damit es frisch ist und seine Wirkung voll entfalten kann.

Beim Kamillenpulver besteht die Gefahr des Austrocknens. Bereiten Sie also lediglich soviel Pulver vor, wie Sie wirklich benötigen.

Kamillenlösung

Lösungen aus Kräutern sind sehr vielseitig anzuwenden und außerdem eine sehr verbreitete Zubereitungsart. Jede Apotheke hat eine reichhaltige Auswahl an Extrakten aus Heilkräutern anzubieten. Bei Selbstzubereitung ist man aber sicher, dass die Lösung keine anderen, nicht gewünschten Zusätze enthält. Daher nachstehend eine kleine Auswahl von Lösungen, die sich ganz einfach und rasch herstellen lassen.

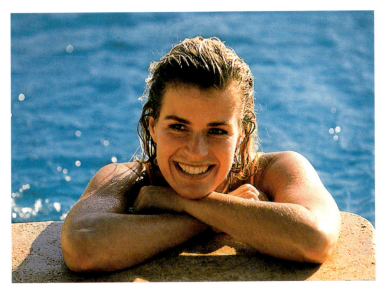

Wasser greift die Haut an, aber mit Kamillenlösungen kann man die Haut wieder auf Vordermann bringen.

Die Kamille richtig anwenden

EINFACHE KAMILLENLÖSUNG

ZUTATEN

Ein bis zwei Handvoll frische Kamillenblüten, ½ bis ¾ l Wasser.

Kamillenblüten in heißem Wasser aufbrühen (nicht kochen). 10 Minuten ziehen lassen, dann abkühlen lassen und abseihen. In einem verschließbaren Behälter (am besten in eine Flasche mit Bügelverschluss) schütten, beschriften und im Kühlschrank aufbewahren.

➤ *Anwendung*

Äußerlich: Unreine Haut, Sonnenbrand, Entzündungen, Infektionen, Pickel, Akne.
Innerlich: Verstopfung, Blutreinigung, Würmer.
Anwendungshäufigkeit: Als tägliche Waschung bei unreiner, Haut und Pickeln und entzündeter Haut. Als Getränk gegen Würmer dreimal täglich 1 Tasse, sonst täglich 1 Tasse.

■ **Tipp** Kamillenlösung können Sie auch für die Intimwäsche verwenden. Geben Sie 1 Handvoll Kamillenblüten in 600 ml (2 Becher) Apfelessig. Die Kamille 2 Wochen in dem Essig stehen lassen, dann abseihen, in Flaschen füllen und beschriften.

KLEBRIGE KAMILLENLÖSUNG

ZUTATEN

1 gehäuften TL Kamillenblüten, 2–3 EL Zucker, 1 Tasse Wasser.

Aus den Kamillenblüten stark konzentrierten Kamillentee zubereiten. Gießen Sie das heiße Wasser auf die Kamillenblüten und lassen Sie den Tee 5 Minuten ziehen, seihen ihn ab und geben Sie in den noch heißen Tee soviel Zucker, bis die Lösung klebrig wird. Dabei ständig umrühren.

➤ *Anwendung*

Äußerlich: Verstopfte Nase.
Anwendungshäufigkeit: Bei akutem Schnupfen mehrmals täglich, bis die Symptome nachlassen. Bei chronisch verstopfter und trockener Nase einmal täglich.

■ **Tipp** Besonders gut für Kinder geeignet, denn die üblichen im Handel erhältlichen Nasentropfen degenerieren die noch zarte Nasenschleimhaut. Führen Sie die klebrige Kamillenlösung mit einem Wattestäbchen vorsichtig in die Nase ein.

Lösungen und Umschläge

Anwendungsarten der Kamille

Sie wissen nun eine ganze Menge über die Kamille, wie sie wirkt und in welchen verschiedenen Zubereitungsmöglichkeiten dieses Heilkraut zur Anwendung kommen kann. Lesen Sie nachfolgend die Arten, wie die Kamille ihre heilkräftigen Eigenschaften zu entfalten vermag.

Als großartige Entzündungsheilerin, krampflösendes und antibakterielles Heilkraut wird die Kamille als Aufguss auch für Umschläge eingesetzt.

Die Kompresse

Für eine Kompresse ist Kamillentee geeignet. Nehmen Sie ein Leinen- oder Baumwolltuch, tauchen Sie es in ausreichend Kamillentee, drücken Sie das Tuch aus und legen es auf die betroffene Hautstelle oder bei Kopfschmerzen auf die Stirn. Wenn eine warme Kompresse kalt und eine kalte Kompresse warm geworden ist, sollte sie erneuert werden.

■ **Anwendungsgebiet** Kopfschmerzen, Entzündungen der Haut, Schürfwunden, eitrige Wunden

■ **Tipp** Nehmen Sie 1 Teelöffel Kamillenpulver – selbst zubereitet oder aus der Apotheke – und mischen es mit 200 ml destilliertem Wasser, und verwenden Sie die Lösung für eine Gesichtskompresse. Besonders wohltuend bei müder und unreiner Haut durch Stress und bei Pickeln.

Die Inhalation

In einer Schüssel 1 bis 2 EL Kamillenblüten mit 1 Liter kochendem Wasser überbrühen. Nach 2 bis 3 Minuten stellen Sie die Schüssel mit dem Inhalat auf einen nicht zu hohen Tisch, setzen sich auf einen Stuhl davor und beugen den Kopf über das dampfende Gefäß – am Anfang mit größerem Abstand, später, wenn der Sud nicht mehr so heiß ist, mit geringerem Abstand, also immer dichter am Flüssigkeitsspiegel.

Wirksamer ist die Inhalation, wenn Sie ein Frotteetuch das so groß ist, über ihren Kopf legen, dass es auch gleichzeitig die

Die Kamille richtig anwenden

Schüssel abdeckt. Inhalieren Sie ungefähr 10 bis 20 Minuten, am besten so lange, bis das Inhalat abgekühlt ist.

■ **Anwendungsgebiet** Schnupfen, Husten, Erkältungen, Nasennebenhöhlenentzündungen, Bronchitis.

Das besondere Inhalat

Bringen Sie 1 l Wasser zum Sieden, geben Sie 2 EL Kamillenblüten, 2 Teelöffel Emser Salz und 2 EL Salbeitee hinein und lassen das Wasser kurz aufkochen. Anschließend wird der heiße Dampf langsam und tief über Nase und Mund eingeatmet. Das eingedampfte Thermalwasser wird quasi neu belebt.

Das Vollbad

Für das Vollbad sollten Sie die Lösung abseihen. Aber auch wenn die Blütenköpfe mit im Wasser schwimmen, ist das nicht tragisch, sie sind allerdings schwer aus den Haaren zu entfernen.

Gießen Sie etwa 1 bis 2 Hände voll Kamillenblüten mit 1 Liter heißem Wasser auf, lassen es 10 Minuten ziehen, und fügen Sie die Lösung dem Badewasser zu. Es gibt im übrigen auch fertige Kamillenbäder.

■ **Anwendungsgebiet** Stress, trockene und entzündete Haut.

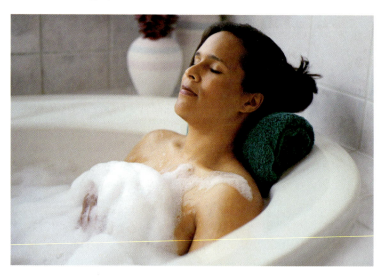

Bei trockener und entzündeter Haut empfiehlt sich ein erholendes Vollbad.

Anwendung als Bad

Das Dampfsitzbad
Geben Sie etwa 300 g Kamillenblüten in 5 Liter heißes Wasser und lassen es 10 Minuten ziehen. Nehmen Sie ein großes Gefäß mit einer guten Standfestigkeit, am besten eine Sitzwanne. Geben Sie das Kamillenwasser hinein. Wenn sich das Wasser auf Körpertemperatur abgekühlt hat, setzen Sie sich für rund 10 bis 15 Minuten hinein.

Sie können zum Dampfsitzbad auch noch Salbeiblätter hinzufügen, das mindert etwas den entzündungshemmenden Reiz.

■ **Anwendungsgebiet** Zur Abschwellung entzündeter Hämorriden oder einer entzündeten Vaginalschleimhaut sehr zu empfehlen.

Das Finger- oder Fußbad
Nehmen Sie für ein Fingerbad eine schmale, aber hohe Schüssel und für ein Fußbad eine flache, breite Schüssel. 2 EL getrocknete Kamillenblüten mit 1/2 Liter heißem Wasser überbrühen. Auf Körpertemperatur abkühlen lassen, dann mindestens 10 Minuten lang Finger oder Füße darin baden.

■ **Anwendungsgebiet** Entzündete Finger- und Fußnägel (etwa bei Nagelbettentzündung nach einer Quetschung), geschwollene und schmerzende Hände und Füße sowie bei Entzündungen und Infektionen an Händen und Füßen.

Der Einlauf
Bereiten Sie ein Klysma (eine Einlaufflüssigkeit) aus Kamillentee vor und füllen es in ein Klistier. Das Klistier wird in den After eingeführt, und der Ball mit kräftigem Druck entleert, damit die Kamillenflüssigkeit weit in den Darm hineingelangt. Ein Einlauf kann je nach Bedarf mehrere Male am Tag wiederholt werden und ist besonders für Kinder geeignet.

■ **Anwendungsgebiet** Einlauf mit lauwarmem Tee gegen Erbrechen und Durchfall, Einlauf mit zimmerwarmem Tee gegen Fieber und Verstopfung.

Die Kamille richtig anwenden

Ein Wickel wird auch Packung genannt. In einzelnen Körperabschnitten soll durch Überwärmung oder Abkühlen ein Stau abgeleitet werden.

Der Halswickel

Bereiten Sie einen Kamillentee oder eine Kamillenlösung vor. Nehmen Sie ein Tuch aus Baumwolle, Leinen oder Wolle – auf jeden Fall eines aus Naturfaser. Tauchen Sie das Tuch in den abgekühlten Kamillentee oder die Kamillenlösung, wringen es aus, falten es in Längsrichtung und wickeln es so um den Hals, dass der Unterkiefer und die Ohren gerade noch frei sind. Anschließend wickeln Sie ein trockenes Tuch oder einen trockenen Schal um den Hals. Den Wickel mindestens zwei Stunden liegen lassen, dann abnehmen und einen wärmenden Schal (z. B. aus Seide oder Wolle) um den Hals binden. Der Halswickel kann nach Bedarf wiederholt werden.

■ **Anwendungsgebiet** Halsschmerzen, Mandelentzündung, Schluckbeschwerden, geschwollene Lymphknoten.

■ **Tipp** Für Wickel aller Art eignen sich Kamillentee und selbst zubereitete Kamillentinktur. Sie können aber auch in der Apotheke fertige Tinktur kaufen. Der Apotheker wird Ihnen sagen, in welcher Verdünnung sie angewendet werden soll.

Der Brustwickel

Falten Sie ein Frotteetuch längs auf Brustkorbbreite zusammen, legen es auf ein Bett oder eine Liege, und betten Sie die betreffende Person darauf.

Bereiten Sie einen Kamillentee oder eine Kamillenlösung vor. Nehmen Sie ein Tuch aus Naturfaser: Baumwolle, Leinen oder Wolle. Tauchen Sie das Tuch in den lauwarmen Kamillentee oder die Kamillenlösung, wringen es aus und legen es auf den Brustkorb der Person, die den Brustwickel erhalten soll. Auf die Kompresse kommt ein weiteres, trockenes Tuch. Dann das Frottiertuch darüber schließen und eine Decke über den Brustkorb legen. Wickel ein bis zwei Stunden liegen lassen.

■ **Anwendungsgebiet** Erkältung, Husten, Bronchitis.

Wirksame Kamillenwickel

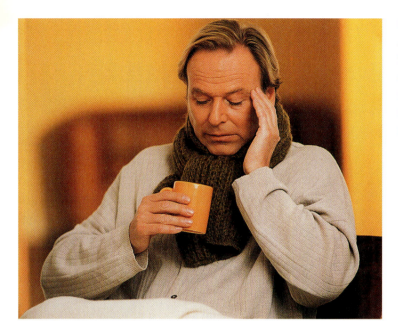

Bei Halsschmerzen, Mandelentzündung, Schluckbeschwerden und geschwollenen Lymphknoten helfen Halswickel und Kamillentee.

Der Bauchwickel

Gehen Sie nach dem gleichen System wie beim Brustwickel vor, und legen Sie unter die zu »wickelnde« Person ein längsgefaltetes Frotteetuch. Bereiten Sie einen Kamillentee oder eine Kamillenlösung vor. Nehmen Sie ein Tuch aus Baumwolle, Leinen oder Wolle – auf jeden Fall eines aus Naturfaser. Tauchen Sie das Tuch in den warmen Kamillentee oder die Kamillenlösung, wringen es aus und legen es auf den Bauch der Person, die den Bauchwickel erhalten soll. Auf die Kompresse kommt ein weiteres, trockenes Tuch. Dann das Frottiertuch darüber schließen und den Patienten mit einer Decke zudecken. Wickel ein bis zwei Stunden liegen lassen.

In der Naturheilkunde dient das Verfahren des Bauchwickels zum Wegführen belastender Stoffe in tiefere Körperregionen.

■ **Anwendungsgebiet** Darmkatarrh, Blähungen, Koliken, Erbrechen und Durchfall.
Achtung: Wenn die Beschwerden trotz des Bauchwickels nicht nachlassen, sollten Sie auf jeden Fall einen Arzt aufsuchen, und die Ursache der Beschwerden abklären lassen.

Die Kamille richtig anwenden

Pflege und Kosmetik direkt aus der Natur

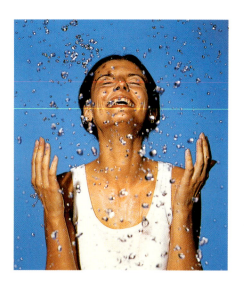

Wer möchte nicht nur gesund sein, sondern auch attraktiv aussehen. Besonders Frauen träumen von einer schönen, zarten und glatten Gesichtshaut. So sagt man zumindest, und so suggeriert es die Kosmetikwerbung. Doch auch Männer legen Wert auf gutes Aussehen, auf gepflegte Haut und glänzende Haare. Schließlich bestimmt das Aussehen nicht nur die persönliche Ausstrahlung sondern stützt auch das Selbstbewusstsein. Die Haut erfüllt aber auch wichtige Funktionen für unsere Gesundheit. Grund genug also, ihr auch die Pflege zukommen zu lassen, die sie intakt und fit hält.

Ein attraktives Äußeres ist wohl der Wunsch der meisten Menschen.

Kamille für Haut und Haare

Kamille findet sich auch in »light«-Aufhellern der Kosmetikindustrie in Supermarktregalen.

Für Ihre persönliche Kosmetik können Sie der Kamille einen festen Platz einräumen, denn Sie hat ausgesprochen pflegende Eigenschaften: Sie ist mild, reinigt und entspannt Ihre Haut, sie gibt ihr Frische und hält sie geschmeidig, schützt sie vor schädigenden Einflüssen und heilt kleine Malaisen. Und obendrein ist sie ein ideales Mittel gegen Pickel und Mitesser. Und blonde Frauen verleihen ihrem Haar mit Kamille einen helleren Farbton.

Sie können alle Pflegemittel aus Kamille in der Apotheke, bei Ihrem Drogisten oder in der Parfümerie kaufen. Einige Mittel können Sie sogar ganz einfach selbst herstellen. Die nachstehenden Rezepte sind zur Nachahmung empfohlen und schonen den Geldbeutel. Denn selbst hergestellte Kamillenpflegemittel sind nicht teuer – und trotzdem wirksam.

Kosmetische Mittel

Goldene Pflegeregeln

Ein paar Regeln sollten Sie bei Ihrer persönlichen Pflege grundsätzlich beachten:

- Reinigen Sie Ihren Körper nicht mit Seifen, sondern mit Syndets.
- Verwenden Sie nur Badezusätze, die Ihre Haut nicht austrocknen.
- Tragen Sie nach dem Baden und Duschen nur Pflegemittel auf Ihre Haut, die sie geschmeidig halten.
- Gönnen Sie Ihrer Haut ausreichend Entspannung.
- Reinigen Sie täglich Ihre Gesichtshaut und pflegen Sie sie anschließend mit Cremes.
- Machen Sie mindestens einmal pro Woche eine Gesichtsmaske.
- Verwenden Sie für Haarwäsche, Spülung und Färbung nur milde Shampoos oder Färbemittel, und lassen Sie das Haar an der Luft trocknen.

In Kamille baden

Ein ausgiebiges Bad kann sehr entspannend auf Körper und Seele wirken. Langes Baden setzt aber dem Säuremantel der Haut zu, vor allem, wenn dazu sehr heißes Wasser und aggressive Badezusätze verwendet werden.

Geben Sie einen Kamillenextrakt aus der Apotheke nach Gebrauchsanweisung dem Badewasser hinzu. Sie können aber auch selbst eine Lösung herstellen (siehe Seite 107) und sie dem Badewasser hinzufügen.

Baden Sie in Kamille 10 bis 15 Minuten. Sie werden sich wohlig entspannt und ausgeruht fühlen. Und Ihre Haut wird es Ihnen danken.

Ein Syndet oder Syndetikum ist ein Hautwaschmittel ohne Seife. Der Name ist ein Kurzwort aus dem englischen Begriff synthetic detergent, »künstliches Lösungsmittel«.

Kamillendampf fürs Gesicht

Ein Gesichtsdampfbad ist zur Entspannung der Haut, aber auch zur Reinigung und ganz besonders gegen trockene und spröde Haut geeignet. Wenn Sie es zum Beispiel nicht lassen können, Pickel im Gesicht auszudrücken, dann desinfiziert ein Kamillenbad die betroffenen Stellen.

Die Kamille richtig anwenden

Nehmen Sie 1 Handvoll getrocknete Kamillenblüten oder 1 Handvoll frische Kamillenblüten und 1 l heißes Wasser.

Die Blüten in eine Schüssel geben, das heiße Wasser darüber gießen und gut umrühren. Bedecken Sie Ihren Kopf mit einem Handtuch und halten Sie Ihr Gesicht 5 bis 10 Minuten lang über den aufsteigenden Dampf.

■ **Tipp** Sollte Ihre Haut extrem trocken sein, massieren Sie nach dem Dampfbad etwas Kamillencreme ein.

Kamillen-Gesichtsmaske

Sowohl Gesichtsmaske als auch Reinigungsmilch besitzen durch ihre Kamillenwirkstoffe entzündungshemmende Eigenschaften.

Eine Kamillen-Gesichtsmaske wirkt reinigend, kühlend und beruhigend.

Nehmen Sie 2 EL Naturjoghurt, 2 EL Kamillenblüten und 1 bis 2 EL Hafermehl.

Kamillenblüten kleinhacken und mit dem Joghurt gut vermischen, Hafermehl unterrühren, so dass ein Brei entsteht.

Beim Auftragen der Maske sparen Sie Mund und Augenpartie aus. Die Augen bedecken Sie mit einer Gurkenscheibe. Maske nach zehn Minuten mit lauwarmem Wasser oder mit einem Kräuteraufguss (oder nur mit Kamille) abwaschen.

■ **Tipp** Möchten Sie die Maske aufbewahren, dann füllen Sie die Masse in einen verschließbaren, beschrifteten Tiegel und bewahren sie im Kühlschrank auf.

Kamillen-Reinigungsmilch

Eine Kamillen-Reinigungsmilch eignet sich für jede normale Haut. Durch den Zusatz von Zitronensaft ist sie auch für die fettige Haut zu empfehlen.

Nehmen Sie 150 ml Buttermilch, 2 EL Zitronensaft und 3 EL Kamillenaufguss.

Verrühren Sie die Zutaten sorgfältig, tränken einen Wattebausch mit der Reinigungsmilch und reiben das Gesicht und den Hals sanft damit ab. Die Augenpartie wird dabei ausgespart.

Gepflegte Haut, Haare und Nägel

■ **Tipp** Zum Aufbewahren gießen Sie die Reinigungsmilch in Gläser und bewahren sie im Kühlschrank auf.

Kamillen-Gesichtspackung

Eine Gesichtspackung aus Kamille ist nicht nur durchblutungsfördernd, sondern heilt kleine Mitesser. Im übrigen ist sie hervorragend gegen Schnittwunden nach der Rasur geeignet.

Nehmen Sie 1 TL Kamillenpulver und Wasser.

Mischen Sie das Kamillenpulver mit soviel heißem Wasser, dass es einen Brei gibt. Den Brei tragen Sie warm auf die betroffenen Hautstellen auf und waschen ihn nach einer Weile vorsichtig mit Kamillentee ab.

Gesichtswässer enthalten keinen Alkohol. Meist bestehen sie zu knapp einem Drittel aus Blütenessenzen, wofür Sie in unserem Rezept auch eine kleine Menge Kamillenblauöl hinzufügen könnten.

Kamillen-Gesichtswasser

Ein Gesichtswasser aus Kamille reinigt die Haut und wirkt gleichzeitig erfrischend und kühlend.

Nehmen Sie eine Handvoll frische oder getrocknete Kamillenblüten und gießen Sie heißes Wasser darüber. Abkühlen lassen, abseihen und in einer verschlossenen Flasche in den Kühlschrank stellen und gekühlt zu Gesichtswaschungen anwenden.

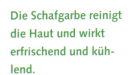

■ **Tipp** Sie können dem Gesichtswasser außer der Kamille noch Holunder-, Lavendel- und Schafgarbenblüten hinzusetzen, die ähnliche Wirkungen wie die Kamille haben.

Die Schafgarbe reinigt die Haut und wirkt erfrischend und kühlend.

Kamillenblüten-Handcreme

Eine Handcreme aus Kamillenblüten hat mehrere positive Effekte: Sie reinigt, beruhigt und entspannt die Haut. Verwenden Sie die Handcreme sparsam. Gut in die Haut einmassieren.

Nehmen Sie 300 ml Vaseline, 1 Tasse Kamillenblüten (und nach Belieben 2 EL Lavendelblüten ohne Stiele).

Vaseline in einem Simmertopf, einer Schüssel oder in einem Topf im Wasserbad erhitzen. So viele Blüten einrühren, wie die

Die Kamille richtig anwenden

Vaseline aufnehmen kann. Bedeckt etwa eine Stunde köcheln lassen, gelegentlich umrühren. Vom Herd nehmen und abkühlen lassen. Das Ganze durchseihen und die Blüten auspressen, um soviel ätherisches Öl wie möglich zu erhalten.

Die fertige Creme in Töpfchen füllen und verschließen.

■ **Tipp** Soll die Handcreme intensiver duften, dann können Sie für eine Creme Kamillen- und Lavendelblüten mischen. Lavendel hat ähnliche pflegende Eigenschaften wie die Kamille.

Ein Shampoo aus Seifenkraut und Kamille pflegt Ihre Haare besonders gut.

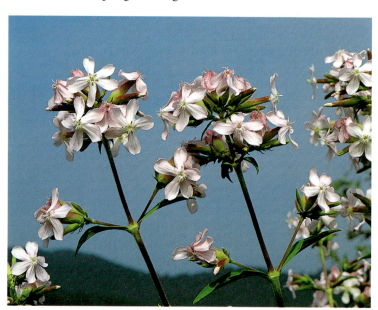

Das Seifenkraut ist ebenfalls eine Pflanze der Wegränder und Ruderalstellen und blüht im Sommer. Die Wurzel heißt im Handel Radix Saponaria.

Kamillen-Haarshampoo

Kamille und Haare: Dass sie sich vorzüglich vertragen, wusste man schon zu Zeiten unserer Großmütter. Auch die Haarpflegewerbung erinnert uns ständig daran, wie pflegend Kamille auf das Haar wirkt. Ein Haarshampoo können Sie sich auch selbst herstellen.

Nehmen Sie 7 bis 10 EL gehackte Kamillenblüten, 7 bis 10 EL geraspelte Seifenkrautwurzel und 2 Liter weiches Wasser (am besten vorher abkochen und auskühlen lassen).

Kamillenblüten und Seifenkrautwurzel über Nacht einweichen, am nächsten Tag Kamillenblüten und Seifenkrautwurzel auspressen, zusammen in einen Topf geben, mit kaltem Wasser übergießen und gut umrühren. Auf dem Herd aufkochen und zugedeckt 15 Minuten köcheln lassen. Vom Herd nehmen und das Ganze eine Stunde ziehen lassen.

Die Flüssigkeit in Flaschen abseihen und diese verschließen. Wie normales Haarwaschmittel anwenden.

Kamillen-Haarspülung

Kamille wird seit Alters her als Spülung für helles Haar empfohlen. Hier eine Anleitung, wie Sie es machen.

Nehmen Sie 10 EL gehackte Kamillenblüten, 1 Liter abgekochtes und abgekühltes Wasser und 1 Liter Apfelessig.

Die Kamillenblätter in einen Topf geben, mit Wasser übergießen und langsam erhitzen. 15 Minuten köcheln lassen, vom Herd nehmen und eine Stunde durchziehen lassen. Abseihen und den Apfelessig unterrühren. In Flaschen gießen. Nach der Haarwäsche als Spülung verwenden.

Diese Art von Blondierung ist allerdings nur für dunkel- bis hellblondes Haar interessant. Menschen mit naturbraunen Haaren bekommen mit dieser natürlichen »Färbemethode« keine blonden Haare.

Richtig blondiert wird mit Kamillentee. Je stärker dabei der Tee angesetzt ist, umso stärker ist auch die ausbleichende Wirkung. Ein Spritzer Zitrone hinzugefügt, hat einen verstärkenden Effekt und beeinflusst außerdem auf günstige Weise pH-Wert der Kopfhaut.

Mit der Spülung werden Seifenreste aus dem Haar entfernt. Das ausgespülte Haar wird leicht kämmbar und etwas aufgehellt.

Kamille als Haarfärbemittel

Wer gerne richtig blonde Haare haben möchte, kann mit Kamillespülungen seine Haare »blondieren«. Dabei handelt es sich nicht um ein Haarfärbung im klassischen Sinn. Die Kamille hat lediglich eine ausbleichende Wirkung.

Anhang
Symptom-Kompass
I. Heilen mit Kamille – auf einen Blick

Beschwerden	Zubereitungsart	Anwendungsart	Wirkung
Abszesse	Extrakt, Tinktur	äußerlich auftragen	desinfizierend, antibiotisch
Afterjucken	Aufguss	Sitzbäder	juckreizstillend, entzündungshemmend
Akne	lauwarmer Tee, Aufguss, Extrakt (verdünnt)	Gesicht waschen, Dampfbad, Packungen	bakterientötend, entzündungshemmend, beruhigt die Haut
Bauchschmerzen	Aufguss	Wickel	schmerzlindernd, krampflösend
Blähungen	Tee, Extrakt (verdünnt)	mehrmals täglich	krampflösend
Blasenentzündung	Tee aus Kamille und Bärentraubenblättern	heiß trinken	beruhigend, bakterientötend
Bronchitis	Aufguss	mehrmals täglich inhalieren	entzündungshemmend, abschwellend, bakterientötend
Darmentzündung	Tee, Extrakt (verdünnt)		schleimhautschützend, entzündungshemmend, bakterienabtötend
Dermatitis	Aufguss, Öl	Bäder, Kompressen	entzündungshemmend, juckreizlindernd
Eierstockentzündung	Tee, Aufguss	trinken, Bauchwickel	krampflösend
Einschlafstörungen bei Kindern	Tee	lauwarm vor dem Schlafengehen	beruhigend
Eiterbeulen (Furunkel)	Aufguss	heiße Kompresse, Bäder	entzündungshemmend, fördert das Abheilen
Ekzem	Tee, Extrakt (verdünnt)	kalte Waschungen	juckreizlindernd, beruhigt die Haut
Erbrechen	Tee, Extrakt (verdünnt)	lauwarm trinken	beruhigt die Magennerven, neutralisiert die Magensäure
Fieber (bei Kindern)	Tee	lauwarm als Einlauf, Wadenwickel	fiebersenkend, krampflösend
Fieberbläschen	Aufguss, Extrakt (verdünnt)	Spülungen	schmerzstillend, entzündungshemmend

Anhang

Beschwerden	Zubereitungsart	Anwendungsart	Wirkung
Gastritis	Tee	lauwarm	schmerzlindernd, bakterientötend antiseptisch
Hautausschlag	Aufguss Extrakt, Tinktur	Dampfbad Spülungen, Kompressen	juckreizlindernd, entzündungshemmend
Hautgeschwüre	Kamillensalbe Kamillencreme	äußerlich auftragen	fördert Wundheilung, entzündungshemmend, desinfizierend
Hautrisse	Kamillensalbe	äußerlich auftragen	desinfizierend
Hautwolf	Kamillenpuder	äußerlich auftragen	wundheilend, entzündungshemmend
Heiserkeit	Aufguss aus Kamille und Thymian	2 x täglich inhalieren	beruhigend, schützt die Schleimhäute
Herpes genitalis	Aufguss	Sitzbäder	nur unterstützend zur medizinischen Behandlung
Herpesbläschen	Aufguss Extrakt (verdünnt)	Spülungen	baterientötend, juckreizstillend
Husten	Tee Aufguss aus Kamille und Thymian	heiß trinken inhalieren	schleimlösend, krampflösend
Insektenstiche	Extrakt, Salbe, Teebeutel	äußerlich auftragen	entzündungshemmend
Kehlkopfentzündung	Tee Extrakt (verdünnt)	Gurgeln	entzündungshemmend bakterientötend
Kopfschmerzen	Tee Aufguss	heiß trinken Stirnkompresse	entspannend
Magengeschwür	Tee Extrakt(verdünnt) Extrakt	Rollkur Tropfen	entzündungshemmend krampflösend, antiseptisch beschleunigt die Abheilung
Magenschleimhautentzündung	Tee Extrakt	lauwarm trinken, Tropfen	schleimhautschützend, entzündungshemmend, schmerzlindernd
Mandelentzündung	Tee Extrakt (verdünnt)	Spülungen Gurgeln	entzündungshemmend
Menstruationsbeschwerden	warmer Tee Tinktur Aufguss	mehrmals täglich Tropfen einnehmen Bauchwickel	krampflösend
Mundaphthen	Tee Extrakt (verdünnt)	lauwarme Spülungen	schleimhautschützend, entzündungshemmend, schmerzlindernd

Anhang

Beschwerden	Zubereitungsart	Anwendungsart	Wirkung
Mundschleimhaut-entzündung	Aufguss Extrakt (verdünnt)	Spülungen desinfizierend,	schleimhautschützend
Mundsoor	Aufguss Extrakt	Spülungen	pilztötend
Nasennebenhöhlen-entzündung	Tee Extrakt (verdünnt)	inhalieren Spülungen	schleimhautschützend, entzündungs-hemmend
Nierenbeckenent-zündung	Tee Tinktur	warm trinken Tropfen einnehmen	entzündungshemmend, schmerzstillend
Nierenkoliken	Tinktur	Tropfen einnehmen	krampflösend, schmerzlindernd
Penis-entzündungen	Aufguss Extrakt	Sitzbäder Pinselungen	pilztötend, entzündungshemmend
Pilzinfektionen der Scheide	Aufguss Extrakt (verdünnt)	Sitzbäder	juckreizstillend, pilztötend
Rachen-entzündung	Tee Extrakt (verdünnt)	lauwarm spülen gurgeln	entzündungshemmend, bakterienabtötend
Reizmagen	Tee	mehrmals täglich	schleimhautschützend, beruhigend
Scheiden-entzündung	Aufguss, Extrakt (verdünnt)	Spülungen Sitzbäder	juckreizstillend, entzündungshemmend
Schnupfen	heißer Aufguss Spray oder Salbe	regelmäßig inhalieren	schleimhautab-schwellend
Sonnenbrand	Aufguss Kamillen-Puder	warme Umschläge Hautstellen einpudern	schmerzlindernd, antiseptisch, kühlend
Speiseröhrenent-zündung	Tee Extrakt (verdünnt)	Gurgeln	schmerzlindernd, entzündungs-hemmend
Strahlentherapie (Beschwerden nach)	Kamillenpuder Extrakt Extrakt	äußerlich auftragen Spülungen, Tupfen Einläufe	schleimhautschützend, entzündungshemmend
Verbrennungen	Aufguss	kalte Kompresse	desinfizierend
Verstopfung	Tee Aufguss	lauwarm trinken Bauchwickel	entkrampfend, entspannend
Wochenfluss	Aufguss Extrakt (verdünnt)	Sitzbäder	wundheilend, desinfizierend
Wunden	Extrakt	Wundverband in Kamillenextrakt tränken	antibakteriell, desinfizierend
Wundliegen	Kamillensalbe	einreiben	fördert Wundheilung
Zahnfleischbluten	Aufguss Extrakt (verdünnt)	Spülungen	abschwellend, entzündungshemmend hemmend

II. Pflegen mit Kamille

Problem	Zubereitungsart	Anwendung	Wirkung
Fußbeschwerden	Kamillenöl	Fußbad	kühlt und lindert heiße und geschwollene Füße
Gesichtspflege	Kamillenblüten und Joghurt Kamillenpulver	Gesichtsmaske Gesichtspackung	reinigend, kühlend, beruhigend, durchblutungsfördernd
Haarprobleme	Haarshampoo Tinktur	Haarwäsche	hilft gegen spröde Haare und Kopfschuppen
Haut, spröde	Öl-Zubereitungen Aufguss Kamillencreme	Einreibungen Badezusatz Dampfbad Handcreme	pflegt und entspannt, regeneriert die Hautzellen
Haut, unreine	Aufguss Extrakt	kalte Waschungen Dampfbad Vollbad	desinfiziert, pflegt die Haut, desodoriert
Mitesser, Pickel	Aufguss Aufguss lauwarm Tinktur	Dampfbad Gesichtskompresse Pickel abtupfen	reinigend, entzündungshemmend
Mundgeruch	Extrakt (verdünnt) Spray	Spülungen Mundspray	entzündungshemmend, antiseptisch, bakterienhemmend
Nagelbett	Aufguss Extrakt (verdünnt) Tinktur (verdünnt)	lauwarmes Finger- oder Fußbad,	entzündungshemmend, abschwellend

Über dieses Buch

Impressum

Es ist nicht gestattet, Abbildungen und Texte dieses Buches zu digitalisieren, auf PCs oder CDs zu speichern oder auf PCs/Computern zu verändern oder einzeln oder zusammen mit anderen Bildvorlagen/Texten zu manipulieren, es sei denn mit schriftlicher Genehmigung des Verlages.

Weltbild Buchverlag
© 1998 Weltbild Verlag GmbH, Augsburg
Alle Rechte vorbehalten

Redaktion: Martin Stiefenhofer, Dr. Horst Leisering
Bildredaktion: Michael Brandstätter
Umschlag: Beatrice Schmucker, Augsburg
Layout/DTP/Satz: Fischer's DTP-Studio, München
Druck und Bindung: Offizin Andersen Nexö, Leipzig
Reproduktion: Repro Mayr, Donauwörth

Gedruckt auf chlorfrei gebleichtem Papier

Printed in Germany

ISBN 3-310-00443-0

Der Autor

Ulrich Ravens hat nach seinem Philosophiestudium viele Jahre lang in verschiedenen Zeitschriften- und Buchverlagen als leitender Redakteur gearbeitet. Heute ist er als freier Autor und Wissenschaftsjournalist tätig, wobei er sich besonders bei medizinischen und naturheilkundlichen Themen einen ausgezeichneten Ruf erworben hat. Ulrich Ravens lebt und arbeitet in München.

Haftungsausschluss

Die Inhalte dieses Buches sind sorgfältig recherchiert und erarbeitet worden. Dennoch können weder der Autor noch der Verlag für die Angaben in diesem Buch eine Haftung übernehmen.

Die Deutsche Bibliothek – CIP-Einheitsaufnahme

Ulrich Ravens:
Heilkraft Kamille : Rezepturen gegen viele Beschwerden. –
Augsburg: Weltbild Verlag 1998
ISBN 3-310-00443-0

Bildnachweis

AKG Archiv für Kunst und Geschichte GmbH, Berlin: 10, 15 94; Bilderberg Archiv der Fotografen, Hamburg: 11 u., 13 (Eberhard Grames); Bildarchiv OKAPIA KG, Berlin: 12 (Hans Reinhard), 16 (Udo Kröner), 26 (Hans Reinhard), 40 (Keller), 54 (CNRI), 78 (Manfred P.Kage), 92 (NAS/Hildebrandt), 100 (Carl W. Röhrig), 107 u. 120 (Hans Reinhard); IFA-Bilderteam GmbH, München: 50 (Comnet); Mauritius Bildagentur GmbH, Mittenwald: 38 (Hubatka), 105 (Aula I.); PhotoDisk, Hamburg/Seattle: 30, 59, 85, 95, 112; PotoPress Bildagentur GmbH, Stockdorf/München: 18 (Geduldig), 19 (Günther), 23 (Aska), 35 (Geduldig), 47 (Seve); Sylverstris Fotoservice GmbH, Kastl: 2 u. 20 (De Cuveland), 4 u. 29(Theo Hofmann), 102 (TH Foto-Werbung), 119 (Skibbe Frithjof); ZEFA Zentrale Farbbild Agentur GmbH, Frankfurt: 5 u. 72 (Janicek), 6 u. 41 (Normann), 7 u. 32 (Keller), 8 (Spoenlein), 62 (Pfander), 66 (Jahreszeiten Verlag), 81 (Wartenberg), 89 (Index Stock), 98 (Wartenberg), 109 (H.-G. Rossi), 115 (Wartenberg u. Hackenberg), 116 (Esser); U1: Bilderberg Archiv der Fotografen (Fond); ZEFA-Wartenberg (Einklinker); Umschlagrückseite: Sylvestris (Theo Hofmann).

Literatur

Anwendungsformen und Wirkungsweise der Kamille. Interdisziplinäres Kamillen-Symposium Frankfurt/Main. BMV. Berlin, 1987

Pechatschek, Johannes: Kamille. Ein Geschenk der Natur. Ennsthaler Verlag. Steyr/Österreich, 1995

Schilcher, Heinz: Die Kamille. Handbuch für Ärzte, Apotheker und andere Naturwissenschaftler. Wissenschaftliche Verlagsgesellschaft. Stuttgart, 1987

Register

Abszess 68, 73
Afterjucken 68
Akne 61f., 110
akute Gastritis 43
Alchimie 15
alterbedingte Beschwerden 85
Analfisteln 68
Apigenin 36
Appetitlosigkeit 41
ätherisches Öl 26
Azulen 26

Bakterien 34, 37, 39f., 57
Bauchschmerzen 47, 81f.
Bauchwickel 115
Beingeschwür 66
bioaktive Substanzen 33
Bisabolol 33, 47, 106
Blähungen 39, 45, 101, 103, 115
Blasenentzündung 90, 101
Bock, Hieronymus 13
Brandblasen 72
Bronchitis 56, 82, 112
Brunfels, Otto 13
Brustkrebs 93
Brustwarzenentzündung 88
Brustwickel 114

Candida albicans 38, 78, 88
Chamazulen 33, 106
chronische Geschwüre 66
chronischer Schnupfen 40

Dampfsitzbäder 113
Darmentzündung 46
Darmkrämpfe 39
Darmkrankheiten 42
Dermatitis 60, 63
Dilutationen 99
Dioskurides 10, 32
Druckbrand 65
Duftmarken 34ff.

Durchfall 101, 115
Dynamisierung 95

Echte Kamille 11, 17, 20, 28
Eierstockentzündung 88
Einfache Kamillenlösung 110
Einfacher Kamillentee 101
eingerissene Mundwinkel 78
Einläufe 113
Einschlafstörungen 80f.
Eiterbeulen 69
Eiterpickel 61
Ekzem 60, 62
Entzündungen 39, 60
Erbrechen 48, 115
Erkältungskrankheiten 24, 38,
 49ff., 57f., 107, 112

Falsche Kamille 24
Färberkamille 27
Fettverdauung 35
Fieber 57, 80
Fieberbläschen 76f.
Finger-, Fußbäder 113
Flavonoide, Flavone 36f.
Frauenbeschwerden 83
frische Wunden 67
Fuchs, Leonhardt 13
Furunkel 69f.

Gallenkolik 89, 106
Gallenleiden 14
Gastritis 106
Gelbsucht 14
Genitalsoor 88
Geruchlose Kamille 24
Giftbelastungen 25
Globuli 99

Hahnemann, Samuel 94
Halsentzündungen 106
Halsschmerzen 101

Halsschmerzen 54, 57
Halswickel 114
Hautausschlag 64f.
Hauteinriss 68
Hautentzündungen 65, 70, 103,
 107
Hauterkrankungen 39, 58ff.
Hautpilz 38
Hautverbrennungen 35
Hautwolf 70f.
Heiserkeit 51
Herpes genitalis 86
Hildegard von Bingen 12
Hippokrates 10, 32
Homöopathie 94ff.
Hundskamille 21f.
Husten 50, 53, 57, 82, 112

Infektionen 50
Inhalationen 51, 111
Insektenstiche 73
Instanttee 31

Juckreiz 41, 60, 63, 68

Kamillenaufguss 51, 103ff.
Kamillenbäder 87
Kamillen-Bärentraubenblätter-
 Tee 104
Kamillenblüten-Handcrme 119f.
Kamillendampfbad 52, 117
Kamillenextrakt 30f.
Kamillen-Gänsefingerkraut-Tee
 103
Kamillen-Gesichtsmaske 118
Kamillen-Gesichtspackung 119
Kamillen-Gesichtswasser 119
Kamillen-Haarshampoo 120
Kamillen-Haarspülung 121
Kamillen-Heidelbeer-Tee 104
Kamillen-Inhalation 38
Kamillen-Johanniskraut-Tee 104

127

Register

Kamillenkompressen 64, 69
Kamillenkur 48
Kamillenlösung 109f.
Kamillenöl 30, 32f., 106
Kamillenpulver 108f.
Kamillen-Reinigungsmilch 118
Kamillenrollkur 102
Kamillensalbe 52, 71
Kamillensitzbäder 87
Kamillenspray 54
Kamillen-Standardöl 107
Kamillentee 28
Kamillentee-Rollkur 44
Kamillentinktur 56, 83, 105
Kamillen-Weißwein-Öl 108
Kamillosan 31
Kehlkopfentzündung 56
Kieferhöhlenentzündung 53
Kinderbeschwerden 79ff.
Klassischer Kamillenaufguss 105
Klebrige Kamillenlösung 110
Kopfdampfbad 51f.
Kopfhautschuppen 61
Kopfschmerzen 58, 111
Kräuter- und Arzneibücher 13

Magen-Darm-Beschwerden 35, 109
Magen-Darm-Entzündungen 103
Magen-Darm-Krankheiten 109
Magengeschwüre 35f., 39, 46, 101, 106
Magenkrämpfe 39
Magenkrankheiten 42
Magenpförtner-Krampf 79
Magenschleimhautentzündung 43f.
Magenschmerzen 101
Magenverstimmung 79

Mandelentzündung 54
Mastdarmkrebs 93
Menstruationsbeschwerden 39, 83, 101
Mikroorganismen 37
Monatsblutung 84
Mundaphthen 55
Mundentzündungen 106
Mundgeruch 74ff.
Mundschleimhautentzündung 77
Mundsoor 78
Muskelrheumatismus 97

Nasennebenhöhlenentzündung 40, 52
Neuralgie 97, 99
Nierenbeckenentzündung 89, 101
Nierenentzündung 89
Nierenkolik 89, 106

Ohrenschmerzen 82

Paracelsus 14f.
Pilze 34, 37, 39f.
Pilzinfektion 71, 86, 88
Potenzierung 95

Rachenbeschwerden 35
Rachenentzündung 54
Reizmagen 42
Römische Kamille 11, 22, 27, 39

Scheidenentzündung 84, 86
Scheidenkrampf 87
Schlaflosigkeit 41, 58
Schleimhauterkrankungen 60
Schleimhautschutzfunktion 39
Schleimstoffe 37

Schluckbeschwerden 54
Schnupfen 51, 57, 81, 110f.
schuppige Haare 61
schuppige Haut 60
Sitzbäder 68
Sodbrennen 45
Sonnenbrand 63f., 108, 110
Speiseröhrenentzündung 45
Spülungen 53, 85
Strahlenlose Kamille 23f.
Strahlenschäden 90ff.
Strahlentherapie 90ff.
Strandkamille 24, 28
Symptom-Kompass 122ff.

Teeaufguss 36
Teebeutel 102
Tee-Zwieback-Kur 42
Terpene 33ff.
Tonsillitis 54

Venenentzündungen 66
Verbrennungen 71f., 108
Verbrühungen 71
verstopfte Nase 81
Verstopfung (Obstipation) 47, 109f.
Viren 57
Vollbäder 112
Völlegefühl 45

Wundheilung 34f., 39
Wundliegen 65
Wundrose 67

Zahnfleischentzündungen 76f.
Zahnschmerzen 41, 74ff.
Zahnungsbeschwerden 98
Zwölffingerdarmgeschwür 44, 46